D1984986

Walter Alfred Siebel / Thomas Winkler

Noosomatik
Band VI.2

Kompendium der hämatologischen und serologischen Laborwerte

Walter Alfred Siebel / Thomas Winkler

Noosomatik

Band VI.2

Kompendium der hämatologischen und serologischen Laborwerte

unter Mitwirkung von Thomas Asael
Brigitte Seitz-Bernhard, Sabina Padoleccia
und Thomas Winkler

2. neubearbeitete und erweiterte Auflage

Dareschta Verlag

Die Deutsche Bibliothek - CIP-Einheitsaufnahme

Noosomatik /Walter Alfred Siebel ; Thomas Winkler. -
Wiesbaden : Dareschta Verl.,
ISBN 3-89379-069-1
Bd. 6
2. Kompendium der hämatologischen und serologischen Laborwerte : eine Hilfe zur Interpretation präklinischer Befunde / unter Mitarb. von Thomas Asael. – 2. Aufl.
– 2001
ISBN 3-89379-084-5

Dareschta Verlag und Versandbuchhandlung
Bahnhofstraße 41, 65185 Wiesbaden
Druck: Locher-Druck (Libri ad libitum), Mergentheimer Str. 1, 74653 Künzelsau

Printed in Germany 2001

Zu den Inhalten der Reihe Noosomatik

Da die Reihe Noosomatik eine Sammelreihe ist, kann zwar jedes Buch für sich selbst stehen, jedoch können nicht in jedem Band immer wieder Grundlegungen ausführlich besprochen werden, die anderen Bänden vorbehalten sind.

Deshalb hier eine kurze Übersicht:

Band I:
Theoretische Grundlegungen

Band II:
Zytologie und Stoffwechsel

Bände III/IV:
Physiologische Anatomie und die physiologische Anthropologie (Embryologie, Gynäkologie, Andrologie)

Band V:
Noologie, Neurologie und Kardiologie

Band VI:
Nosologie, Somatische Formenkreise, Adjuncta, Labordiagnostik

> *Anschlußbände*: VI.3 Dokumentationen; VI.4 Pharmakologisches Kompendium, VI.5 Praktische Naturheilkunde

Band VII:
Kritische Darstellung von Theoriekonzepten (Tiefenpsychologie, Verhaltenstherapie, Psychosomatik u.a.)

Abkürzungen der Fundstellen:

GuG:	Geist und Gegenwart. Texte zu Grundlagen der Anthropologie. Beiheft 1 zu WuL, 1988.
GuM^2:	Gemeinschaft und Menschenrecht. Einführung in die anthropologische Soziologie. Glasers Sozialanthropologische Reihe Bd.1, 1995.
HuS^2	W.A.Siebel/C.Wriedt: Hoffnung und Sinn Einführung in die Religionswissenschaft als Darstellung des Rechts auf Intimität. Glasers Sozialanthropologische Reihe Bd.6, 2001.
ICD:	International Classification of Diseases der World Health Organization (hier: Internationale Klassifikation psychischer Störungen), siehe Literaturverzeichnis
KPd20JH	Kindlers "Psychologie des 20.Jahrhunderts", 1983.
LdP	Christian Müller (Hrsg.): Lexikon der Psychiatrie. Gesammelte Abhandlungen der gebräuchlichsten psychiatrischen Begriffe. 2., neubearb. u. erw. Auflage, 1986.
MSD	MSD-Manual der Diagnostik und Therapie ("The Merck Manual of Diagnosis and Therapy") Deutsche Bearbeitung: K.Wiemann
Noosomatik:	Siebel/Winkler: Noosomatik, Bände I bis VII.
OuW^2	O.Schulze-Wechsungen/W.A.Siebel: Ordnung und Weite. Einführung in das Recht auf sich selbst als Einführung in die Rechtswissenschaft. 2., überarbeitete Auflage, 2001. Glasers Sozialanthropologische Reihe Bd.5.
„Schmach usw.“	W.A.Siebel: Schmach. Die Schuld eine Frau zu sein. Ein Lesebuch für Frauen und Männer. 3., überarbeitete und erweiterte Auflage, 1995. Glasers Sozialanthropologische Reihe Bd.3.
SuI:	W.A.Siebel: Sinn und Irrtum. Texte zu den Inhalten logosophischer Weiterbildung. 1991.
Umgang4:	W.A.Siebel: Umgang. Einführung in eine psychologische Erkenntnistheorie. 4., überarbeitete und erweiterte Auflage, 1995. Glasers Sozialanthropologische Reihe Bd.2.

WuL:	Wissenschaft und Logos. Halbjahresschrift für Theologie, Medizin und Psychologie. Ab Mai 1986.
WuM:	Würde und Mut. Texte zur Anthropologie der Sprache und des Rechts auf Gegenwart. Beiheft 6 zu WuL, 1992.
ZuA:	W.A.Siebel: Zeit und Augenblick. Texte zur interdisziplinären Betrachtung der Heilungstendenz im Menschen. Beiheft 4 zu WuL, 1990.

Abkürzungen der Lebensstilbilder

A^4	ohne Zusatz
A^5	ohne Zusatz
As	Auswerwählt sein und bleiben (wollen)
Aw	Immer wieder neu auserwählt werden wollen
EH	Einsame Heldin / Einsamer Held
Ek	Einzelkämpfer/in
Er	Erste/r
Gü	Gütste/r
He	Herzogin
Ka	Kaiser/in
Kö	König/in
Ku	Kuddelmuddel
Mä	Märtyrer/in
Pr	Prinz/essin
WO	Williges Opfer

Wiederkehrende wichtige Abkürzungen

a.a.O.	am angeführten Ort (gleiche Fundstelle wie zuvor)
cf.	siehe (die Zitatstelle wird angegeben)
div.	diverse: mehrere Stellen a.a.O.
dra.	draußen
dri.	drinnen
dru.	drumherum
f. (ff.)	und die folgende(n) Seite(n)

DD	Differentialdiagnose
HypAwe(n)	Hyperaktionsweise(n) (siehe 8.2.)
UD	Umgangs-Diagramm (siehe Bd.I)

sE	schädigende Erziehung; schädigender Erzieher/schädigende Erzieherin
ugspr.	umgangssprachlich
VA	Verwundung(s-Atmosphäre)
/	kennzeichnet in Zitaten den Übergang zur neuen Seite

Lateinische "Wörtlein":

cave	Vorsicht!
nota bene	beachte genau! ("gut merken!")
sic	sieh' da!
versus	gegeneinander gerichtet

Einleitung

Die Gesundung von Menschen ist Folge ihrer eigenen regenerativen Kräfte, ihrer ihnen innewohnenden Heilungstendenz, die in Korrelation zu ihrer unbewußten Einstellung zum „leben“ aktiv ist.

Durch die Symptomatik und die Deutbarkeit der Befunde, die durch die bekannten medizinischen diagnostischen Möglichkeiten erhoben werden, lassen sich bereits klare Hinweise auf unbewußte Zusammenhänge erkennen, wenn das Individuum endogen am Zustandekommen einer Krankheit beteiligt ist.

Doch selbst bei rein exogen erworbenen Krankheiten ist der individuelle Umgang mit der Krankheit ein Zusammenspiel des Bewußtseins und unbewußter Lebensstil-Einordnung. Deshalb bedienen wir uns zusätzlicher Diagnosemöglichkeiten. Den Patientinnen und Patienten kann so der bewußte Zugang zu ihren Verdrängungen ermöglicht werden, der nicht nur die Heilung beschleunigt, sondern auch die sogenannte „Rezidiv“-Möglichkeit begrenzt. Die Patientinnen und Patienten können durch die Einsicht erlangtes Wissen über sich selbst zur Erkenntnis zulassen, durch Anwendung dieser Erkenntnis Erfahrungen machen, mit denen sie wieder Erfahrungen so machen können, daß deren Inhalte zu neuen internalisierten Orientierungen führen. Auf diesem Weg versiegt allmählich die Quelle der organellen Fehlinformation dieses Kränkungszusammenhanges, die einem über das normale Maß hinausgehenden Zellverlust Vorschub geleistet hatte. Die regenerativen Kräfte können zur Wiederherstellung oder Defektheilung eingesetzt werden und stehen dann dem Organ zum Gebrauch als Substanz wieder zur Verfügung.

Präklinische Befunde

Das Zusammenwirken nooanalytischer Erkenntnisse und medizinischer Diagnostik ist auch in der Lage, präklinische Befunde frühzeitig zu deuten, jene Befunde, die erkennbar sind, <u>bevor</u> es zu einer symptomatischen Ausprägung oder gar einer Krankheit gekommen ist, um dann einer möglichen Erkrankung rechtzeitig entgegenwirken zu können.

Die von Labor zu Labor oft deutlich variierenden Referenzwerte sind in aller Regel statistisch ermittelt oder gar Produkt weltanschaulicher oder kultureller Vorstellungen. Um der Präklinik willen und auch um des Aufdeckens von nicht symptomatischen Zusammenhängen willen legen wir die Referenzbereiche strenger und nach biochemischen Erkenntnissen und zum Teil mit geänderten Schwerpunkten fest.

Symptomatische Zusammenhänge finden sich vor allem dort, wo die Vorgeschichte eines Symptoms oder einer Krankheit in den Blick gerät: das empfindlichst getroffene Organ schreit zuerst „aua“, das heißt aber nicht, daß andere Organe nicht auch bereits in Mitleidenschaft gezogen worden sind. Wer diese Zusammenhänge beachtet, trägt dazu bei, daß einer Symptomverschiebung oder einem sogenannten Rezidiv eher gewehrt werden kann.

Einige **„Lesefrüchte"** mögen vor allem Laien die Notwendigkeit dieser Betrachtungsweise deutlich machen:

"Immer deutlicher stellt sich heraus, daß Gefühlsregungen oft bis in die letzte Zelle des Organismus hineinwirken und damit die Körperabwehr stärken oder auch schwächen" (Friedrich Abel "Heilen mit der Kraft der Seele. Forscher enträtseln die Biochemie der Gefühle" in "Stern", Nr.2, 3.1.1991, S.28).

Wissenschaftler können "heute in die ineinander verwobenen Netzwerke des Nerven- und Immunsystems sowie des hormonellen Kreislaufs gewissermaßen hineinschauen und das Wirken der 'Seele' darin nachweisen. Bezeichnung für die neue Wissenschaft: Psycho-Neuro-Immunologie, kurz PNI.

In den USA gibt es schon an allen größeren Universitäten PNI-Arbeitsgruppen". (ebd.) "Die deutsche PNI-Forschung hinkt den Amerikanern mit einem Rückstand von fünf bis sechs Jahren hinterher...Verwundern kann die zögerliche Annäherung an das neue Forschungsgebiet nicht. Denn die Wiedervereinigung von Leib und Seele verstößt gegen ein jahrhundertealtes Dogma, sie erschüttert eines der Fundamente der Naturforschung. Deren Lehre, vom französischen Philosophen René Descartes vor mehr als 300 Jahren aufgestellt, sah den 'denkenden Geist' und das 'Körperliche, Ausgedehnte' als klar voneinander getrennte Bereiche, die jeder für sich erforscht werden sollten". (a.a.O. S.29)

"Grundsätzlich wirkt seelischer Streß auf jeden Menschen anders: Entscheidend ist nicht die Art der Belastung, sondern wie sie bewältigt wird" (a.a. O. S.31; also vom Lebensstil abhängig! Siehe die Syndromatik hier unter VI. 15.).

David Felter (Rochester, N.Y.) wird zitiert: "Kein Mediziner darf mehr die wichtige Rolle der Psyche beim Heilungsprozeß vernachlässigen. Ärztliches Einfühlungsvermögen und menschliche Wärme können beim Patienten oft ebensoviel bewirken wie Medikamente" (a.a.O. S.34).

Wielant Machleidt, Psychiatrische Klinik der Universität Köln, ist es (nach einer Pressemeldung, z.B. in "Der Kassenarzt", Nr.24, Juni 1990, S.28) "gelungen, die Zuordnung bestimmter Hirnstrommuster zu bestimmten Gefühlen wissenschaftlich zu begründen". D.h. "Freude, Wut, Trauer - diese Grundgefühle lassen sich jetzt durch Messung der Gehirnströme feststellen und voneinander unterscheiden".

Zur pränatalen Verwundung:

Im Bereich der pränatalen Psychologie gibt es unterschiedliche Theorien und Konzepte (siehe dazu die Kongreßberichte der "Internationalen Studiengemeinschaft für prä- und perinatale Psychologie und Medizin", ISPP), die z.T. kontrovers diskutiert werden. Der kleinste Nenner lautet: "Sicher ist nur -

und in diesem Grundsatz stimmen die Pränatalen Psychologen überein -, daß es dieses vorgeburtliche Leben gibt, und vor allem, daß es Folgen für das spätere Leben des Kindes hat" (Emil Schmalohr a.a.O. S.121).

Die wichtigsten Belege zu unserer Arbeit finden sich aktualisiert im Internet unter „Bestaetigungen" in http://www.wasconsult.de oder können vom Verlag angefordert werden. Für alle Bände der Reihe „Noosomatik" gilt: Sie ersetzen nicht allgemeinmedizinisches Wissen, sondern bauen darauf auf. Die Ergebnisse unserer Arbeit sollen Verstehenshilfe sein und die Einfühlsamkeit unterstützen.

Für die vormalige Mitarbeit an diesem Band bedanken wir uns auch an dieser Stelle bei Frau Dr. rer.nat. Anne Eckert (Biologie, Chemie) und bei. Frau Dr. med. Theodora Grisar (Allgemeinmedizin; Humangenetik).

Wiesbaden, den 11.09.2001
Dr. med. Thomas Asael (Allgemeinmedizin)
Sabina Padolecchia (Allgemeinmedizin)
Dr. med. Brigitte Seitz-Bernhard (Allgemeinmedizin; Gynäkologie)
Dr. med. Thomas Winkler (Allgemeinmedizin)

LABORWERTE

VI.2.1.1. Blutkörperchensenkungsgeschwindigkeit (BSG) nach Westergren

Norm: **1. Stunde: bis 5 mm,**
2. Stunde: bis zum Doppelten des 1. Wertes

Die Geschwindigkeit, mit der die festen -korpuskulären- Bestandteile im Blut sedimentieren (BSG), bildet das Mischungsverhältnis zwischen flüssiger und fester Substanz sowie dessen Stabilität ab. Es zeigt dabei das Ausmaß verfügbarer Substanz als Abbildung der geordneten Struktur des Mischungsverhältnisses aller Mischungsverhältnisse: im ersten Wert der Substanz überhaupt, im zweiten die Verfügbarkeit der Substanz in einer Belastungssituation.

Die BSG ist auch ein wichtiger Hinweis auf einen möglichen Entzündungsprozeß. Liegen die Werte deutlich über den hier angegebenen Werten, liegt ein Befund vor, der auf eine Entzündung schließen läßt.

VI.2.1.2. Wichtige Entzündungsfaktoren

Einen der diagnostischen Hinweise auf eine akute Entzündung liefert die Erhöhung der Plasmaproteine, die als „**Akute-Phase-Proteine**" bezeichnet werden:

1. das Coeruloplasmin (α_2-Globulin) und die C_3-Komponente des Komplementsystems. Coeruloplasmin hemmt die Bildung freier Sauerstoff-Radikale,
2. das saure α_1-Glykoprotein (fördert das Fibroblastenwachstum <Bindegewebszellen>, interagiert mit Kollagen), α_1-Antitrypsin, α_1-Antichymotrypsin und α_2-Makroglobulin (hemmen die von Granulozyten und **Monozyten/** Makrophagen freigesetzten Proteinasen), α_2-Haptoglobin (Entfernung von Hämoglobin und Konservierung von **Eisen**), **Fibrinogen** (wichtiger Faktor der Blutgerinnung und Wundheilung), und C_1-Esterase-Inhibitor,
3. Das C-Reaktive Protein (CRP), die Schwangerschaftsproteine SP_2, SP_3 und PAG sowie α_2-HS-Glykoprotein; ferner Aktivierung fetaler Proteine.

CRP gilt als klassisches „Akute-Phase-Protein", das als generelle unspezifische Antwort auf entzündliche Prozesse und Tumoren in der Leber gebildet wird.

Ein CRP-Wert über 50 mg/l spricht für eine akute bakterielle Entzündung oder für einen ausgedehnten nekrotisierenden Prozeß (Zellzerfall), ein CRP-Wert unter 50 mg/l für einen viralen Infekt. Darüber hinaus gehen wir davon aus, daß auch niedrig erhöhte CRP-Werte ein früher Hinweis auf eine mögliche Tumorentstehung ist.

Eine Entzündung kann sich besonders durch folgende Parameter zeigen:
Blutsenkungsgeschwindigkeit (BSG), **Differentialblutbild** (siehe VI.2.3.1.), **Leukozytenzahl** (siehe VI.2.3.2.), **Eiweiß-Elektrophorese** (siehe VI.2.9.1.), **Thrombozyten** (siehe VI.2.4.) und **C-Reaktives Protein** (CRP). Einen weiteren Hinweis auf eine Entzündung kann die Bestimmung von **Fibrinogen** und **Rheumafaktoren** (RF) erbringen. Speziell bei einer Streptokokken-Infektion ist der **Antistreptolysin-Titer** (ASL) erhöht. Die Erhöhung kann auch als Nachweis einer vorausgegangenen Infektion dienen.

Normwerte:	**BSG**	5/10
	CRP	< 5 mg/l
	Fibrinogen	180-350 mg/dl
	ASL	< 200 U/ml
	RF	<2,5 U/dl

Literaturhinweise: G.Herold: Innere Medizin, 1998, Roche-Lexikon Medizin, 1993[3], L.Thomas: Labor und Diagnose, 1998[5]

VI.2.2. Rotes Blutbild

Bei der Betrachtung der Zahl der roten Blutkörperchen (Erythrozyten) und der Konzentration des Blutfarbstoffes (Hämoglobin) erhalten wir Informationen über die Anwendung des Männlich-Weiblichen Prinzips. Hämatokrit und MCV (siehe unten) teilen etwas über die humorale und nerval-humorale Aktivität des Tetra-Rezeptiven-Organs mit.

Hypothalamus und Hypophyse werden als „Tetra- Rezeptives Organ“ (TRO) bezeichnet, da beide aufeinander bezogen und aufeinander angewiesen „arbeiten“, aus 4 rezeptiv orientierten Teilen bestehen (Hypothalamus, Hypophysen-Vorderlappen, -Mittellappen und -Hinterlappen) und gemeinsam auf andere Organe, z.B. auf die Nebennierenrinde einwirken. (Siehe Noosomatik Bd.I, S.63)

Die physiologische Repräsentanz des **Männlich-Weiblichen Prinzips“** (siehe Noosomatik Bd.I, S.64ff) läßt sich wie folgt beschreiben:
Das biologisch Spezifische der Frau ist die Fähigkeit zu nähren, zu gebären - d.h. zur aktiven Hergabe, die physiologisch von den weiblichen Hormonen (Östrogenen) quantifiziert wird. Die Quantität wird durch männliche Hormone (Testosterone) qualifiziert (begrenzt), und zwar über ihre Wirkung auf das mediierende Progesteron. Die weiblichen Hormone dynamisieren, die männlichen statifizieren. Bestünde in einer Frau nur die Organisation der weiblichen Hormone, würde sie -metaphorisch gesprochen- „wegfließen“. Analog beim Mann: Hätte er nur männliche Hormone, würde er „ersticken“.
Diese hormonelle Realität übertragen wir auf die Gesamtbefindlichkeit der Geschlechter, da der Mensch eine Einheit aus Leib, Seele und Geist ist. So ordnen wir den sympathischen Anteil (zentral im Tetra-Rezeptiven-Organ kaudal)

des Neurovegetativums dem weiblichen Prinzip, den parasympathischen (zentral in der Medulla oblongata; im Tetra-Rezeptiven-Organ rostral jedoch nur peripher - als Effekt eines Mischungsverhältnisses) dem männlichen Prinzip zu.

VI.2.2.1. Erythrozytenzahl und Hämoglobinkonzentration (Hb)

Norm: **Männer 4,8-5,5 Mill. Erythrozyten/ml**
Frauen 4,1-4,8 Mill. Erythrozyten/ml
Männer 15-18 g Hb/dl
Frauen 12-15 g Hb/dl

Bei pränatal verwundeten Frauen finden wir die Werte für die Erythrozytenzahl und die Hb-Konzentrationen im männlichen Bereich, bei pränatal verwundeten Männern im weiblichen Bereich.

Zur Physiologie der pränatalen Verwundung (A^4-VA genannt) siehe Noosomatik Bd.V, S.262ff, Nr. 8.4.2.12.1.

Bei Beachtung der Tatsache, daß die Halbwertzeit für Östron etwa 90 Minuten und die Plasmahalbwertzeit für Testosteron etwa 10 bis 20 Minuten beträgt, ist darüber schon vorstellbar, daß der Testosteron-Schub eine unterschiedliche Auswirkung hat, die vom Geschlecht des Feten abhängig ist. Ein weiblicher Fet hat eine längere Auffangmöglichkeit als ein männlicher. Deshalb kommt es bei diesem Schub zu einer zeitlich umschriebenen veränderten Leberaktivität.

Dieser pränatale Testosteron-Schub wirkt entsprechende Quantifizierung von Leberprodukten: der männliche Fet produziert noch mehr 17-Ketosteroide, dafür weniger Hämoglobin und Erythrozyten; der weibliche Fet benötigt in der gleichen Situation im Verhältnis dazu weniger 17-Ketosteroide, produziert dafür mehr Hämoglobin und Erythrozyten. Beim männlichen Feten wird diese blutbildende Wirkung des Testosteron wegen der Umwandlung in **weibliche Hormone** (zur Abwehr der Erstickungsgefahr) behindert.

Eine in der **perinatalen** Verwundung gelernte Verwechslung des männlichen mit dem weiblichen Prinzip zeigt sich beim Hb und bei den Erythrozyten darin, daß die Werte bei Frauen an der unteren Grenze liegen oder gegebenenfalls niedriger und bei Männern an der oberen Grenze und darüber. Der MCV-Wert findet sich im andersgeschlechtlichen Bereich. Zeigt sich zusätzlich bei Männern eine Verminderung der weißen Blutkörperchen (**Leukozytopenie**) bzw. bei Frauen eine Verminderung der Blutplättchen (**Thrombozytopenie**), handelt es sich um das Syndrom „Traumaphilie“ (siehe Nr. V.8.7.2.3.), die Darstellung einer **pränatalen Verwundung** kann dadurch verhindert werden.

Der **Hämoglobingehalt pro Erythrozyt (Hb_E)** gibt das Verhältnis beider Werte zueinander an.

Norm: 27-34 pg Hb

Formel: $HbE = \frac{(g/ml\ Hb) \times 10}{(Erythrozytenzahl/ml)}$

VI.2.2.2. Hämatokrit (Hk) und mittleres korpuskuläres Erythrozytenvolumen (MCV)

Norm für Hk:	**Männer 44,5-52 Vol.%**	**Frauen 37-44,5 Vol.%**
Norm für MCV:	**Männer 92,7-94,6 fl**	**Frauen 90,2-92,9 fl**

Der **Hämatokrit (Hk)** bildet die Relation der korpuskulären Blutbestandteile zum Flüssigkeitsgehalt ab. Eine Erhöhung des Wassergehalts in der Blutbahn führt zum Absinken des Hämatokrit-Wertes. Dieses kann durch eine isolierte Ausschüttung des antidiuretischen Hormons (ADH) geschehen.

Der Hk kann auch bei gleicher Anzahl und Größe der festen Bestandteile unterschiedlich sein. Bei höherem Hk-Wert hat dann die Mischungsbereitschaft im Blut zugenommen.

Beim Mischungsverhältnis der korpuskulären mit den flüssigen Anteilen im Blut beachten wir, daß von der Flüssigkeit die Bereitschaft ausgeht, Mischungsverhältnisse zu konzipieren. Beobachten wir über den Hk-Wert relativ viel Flüssigkeit (im Verhältnis zu den korpuskulären Anteilen), ist die Bereitschaft, korpuskuläre Anteile anzunehmen und zu mischen gering (wir sprechen von **Hyperdynamie**).

Tritt im Hk-Wert relativ wenig Flüssigkeit in Erscheinung, ist ihre Bereitschaft zu mischen so erhöht, daß ihre Souveränität zu mischen beeinträchtigt ist (wir sprechen von einer **Hypodynamie**).

Bei A^4-verwundeten Frauen beobachten wir eine **Hypodynamie** (der Hk ist überproportional hoch),

Bei A^4-verwundeten Männern beobachten wir eine **Hyperdynamie** (der Hk ist überproportional niedrig).

Daraus folgt:

1. **A^4-verwundete Frauen** neigen zur Starre: Durchblutungsstörungen, Thrombosen, Rückhaltepotential („Retentiophilie") usw. mit der Folge, daß der gehirnphysiologische Schalter der Mutter (der bei der Frau das weibliche Prinzip und beim Mann das männliche Prinzip blockiert) ein passendes Gegenüber findet: es besteht die Gefahr einer physiologischen Abhängigkeit der Tochter von der Mutter, in der die Angewiesenheit auf Außenimpulse in eine Abhängigkeit von bestimmten (nämlich diesen individuellen) Impulsen umgewandelt wird.
2. **A^4-verwundete Männer** neigen zur „Spezialhyperdynamie": Dyscardia atrioventrikularis vegetativa (**Morbus Jännecken**: „Herzliche" Beschwerden bei gleichzeitigem Druck und Krampf als Mißempfindung, ausgelöst durch **Sorge**), Hyperrheodynamie (zusätzlich erhöhter „entmischter" Wassergehalt im Blut mit erhöhter „Schockbereitschaft": es ist viel ver-kraftbar, deshalb schockt eigentlich nichts), Hyperedenie (Neigung zur Hergabe von Substanz), mit der Folge, dem Gehirnphysiologischen Schalter der Mutter ein erwünschtes Gegenüber zu bieten. Hier besteht die Gefahr einer physiologischen Symbiose (Mutter statisch, Sohn dynamisch!), jedoch zum Zwecke des Erhalts der Versorgungslage.

Zur Hyperdynamie siehe Noosomatik Bd.V., S.171f.

Hyperdynamie nennen wir jenes autoaggressive Phänomen, bei dem die Blockade des männlichen Prinzips intendiert wird. Als Effekt tritt eine Betonung des weiblichen Prinzips auf ohne ausreichende Qualifizierung (Begrenzung) durch das männliche Prinzip.

Eine Hyperdynamie kann zu Substanzverlust führen. Ein typisches Symptom dafür ist die relative Lymphozytose. Die Hyperdynamie geht in der Regel einher mit dem Gehirnphysiologischen Schalter und führt v.a. bei Männern zu extremen eruptiven Verhaltensweisen. Außerdem finden wir sie bei der Melancholie, bei manisch orientierten zyklothymen Methoden (sie treten auf, wenn kein Gehirnphysiologischer Schalter <siehe Noosomatik Bd.V., Nr.8.4.2. 8.1., S.248ff> vorliegt, jemand jedoch ein solches Verhalten unbewußt präsentieren soll).

Physiologisch haben wir es mit einer verstärkten Epithalamus-Aktivität zu tun (vgl. Noosomatik Bd.V., S.80ff, Nr. 5.2.), die über die Formatio reticularis auf Blutdruck und Hormonhaushalt wirkt, sowie über das extrapyramidale motorische System und über das Cerebellum auf die Motorik. Die vegetativen Auswirkungen betreffen besonders die glatte Muskulatur. Die Auswirkung auf den Hormonhaushalt läßt sich diagnostisch an der Änderung des Mischungsverhältnisses zugunsten weiblicher Hormone zeigen. Da durch die erhöhte Sympathikusaktivität das „Tetra-Rezeptive Organ“ (TRO) unmittelbar betroffen ist, kann auch eine Eosinophilie ein Hinweis sein, wenn die üblichen Ursachen (siehe hier 3.1.1.B) auszuschließen sind.

Häufig leiten Hyperdynamiker die überschüssigen Energien körperlich ab, unterstützt durch das extrapyramidale System, z.B. Joggen, „Woll-Lust“- Stricken u.ä.- und Hobbys, die eine starke körperaktive Beteiligung benötigen.

Das **MCV** (auch: MZV) ist ein Maß für das „mittlere zelluläre Volumen“ der roten Blutkörperchen. Neben den bekannten Phänomenen bei zu kleinem MCV (z.B. bei Eisenmangel) und denen bei zu großem (z.B. bei Vitamin-B-Mangel) ist zu beachten, daß das MCV beeinflußt wird durch den osmotischen Druck (das ist der Druck, den in Flüssigkeit gelöste Teilchen auf eine Zellmembran ausüben) in der Blutflüssigkeit. Ist die Zahl der osmotisch wirksamen Teilchen in der Blutflüssigkeit (in erster Linie Na^+) erhöht, so kommt es zu einer Verringerung des MCV. Diese kann über eine Erhöhung der Na^+-Konzentration mit Hilfe der Mineralocorticoide über den Renin – Angiotensin – Aldosteron - Regelkreis zustande kommen. Bei Absinken der Na^+-Konzentration im Blut wird das MCV erhöht.

Bei einer gezielten Stimulation der ADH-Ausschüttung [über einen erhöhten zentralen Sympathikotonus und/oder einen hormonellen Prozeß auf der Grundlage einer isolierten Betonung des weiblichen Prinzips (per intentionem oder per effectum)] kommt es in erster Linie zu einem Abfall des Hk. Die umfassende Erhöhung der TRO-Aktivität führt zu einer Stimulation der ADH- und ACTH-Ausschüttung mit Wasser- und Salzretention, d.h. zu einer Verringerung von MCV und Hk, wobei die Senkung des Hk-Wertes anteilig etwas geringer ausfällt.

VI.2.3. Weißes Blutbild

Wir betrachten zunächst das Mischungsverhältnis, die Relation der unterschiedlichen weißen Blutkörperchen (Leukozyten) zueinander, und dann deren Gesamtzahl.

VI.2.3.1 Differentialblutbild

Norm: **Lymphozyten 35-40 % (2540-2900/µl)**

Neutrophile Granulozyten 58-65 % (4200-4710/µl)

Eosinophile Granulozyten 2-5 % (140-360/µl)

Basophile Granulozyten 0-1 % (0-70/µl)

Stabkernige Granulozyten 0-1 % (0-70/µl)

Monozyten 0-12 % (140-360/µl)

Beim Normwert des Lymphozytenanteils ist die Zahl der Monozyten zu berücksichtigen, da größere Lymphozyten mit Monozyten verwechselt werden können (besonders bei automatischer Zählweise). Bei einer größeren Monozytenzahl können einige zu den Lymphozyten gerechnet werden.

Bei den neutrophilen Granulozyten (den Segmentkernigen) ist auch die Zahl der Zellen der Vorstufen zu berücksichtigen. Die Vorstufen in der Entwicklungsreihe der Granulopoese (Jugendliche u. Stabkernige) zeigen bei vermehrtem Erscheinen im Blut die Bereitschaft an, vorhandenes Potential anzuwenden.

Unterschiedliche Mischungsverhältnisse zwischen neurophilen Granulozyten und Lymohozyten

Segmentkernige i.N. und Lymphozyten ⇓: **relative Lymphopenie**

Dieses Mischungsverhältnis spricht für eine Hyperathymie (minima, media oder maxima). Hyperathymie nennen wir jenes autoaggressive Phänomen, bei dem die Blockade des weiblichen Prinzips intendiert wird. Als Effekt tritt eine Betonung des männlichen Prinzips auf ohne ausreichende Quantifizierung (Dynamisierung) durch das weibliche Prinzip.

Segmentkernige i.N. und Lymphozyten ⇑: **relative Lymphozytose**

Dieses Mischungsverhältnis spricht grundsätzlich für Substanzverlust (draußen/drinnen); besteht gleichzeitig eine Hyperdynamie, liegt eine akute Gefährdung vor.

Segmentkernige ⇓ und Lymphozyten i.N.: **relative Granulopenie**

Dieses Mischungsverhältnis zeigt, daß Potential vorhanden ist, der Grad seiner Anwendung bildet sich in der Zahl der Stabkernigen ab: je größer die Zahl, desto größer die Bereitschaft zur Anwendung.

Segmentkernige ⇑ und Lymphozyten i.N.: **relative Granulozytose**

Dieses Mischungsverhältnis zeigt einen Substanzverlust mit autoaggressiver Selbstbeteiligung (drinnen/draußen/drinnen), wie er z.B. bei vorhandenem Gehirnphysiologischen Schalter zu beobachten ist.

Mit der relativen Granulozytose wird ein Zusammenbruch vorbereitet (bereits in WuL 1/1987, S.20f, beschrieben):

Granulozyten werden als erste Phalanx in eine vermeintliche Abwehrarbeit geworfen: gefühlige Energie (hippocampale Aktivität) wird autoaggressiv umgewandelt in nervale Signale, die vom Immunsystem als Entzündung gedeutet werden. Wir sprechen von einem „Selbstentzündungsprozeß", bei dem die Fähigkeit, lieben zu können, in eine Abwartehaltung gedrängt wird. Dieses Rückhaltepotential führt in der Regel auch zu erkennbaren Symptomen (als Beispiel mögen diese dienen: auf der Haut zur Austrocknung oder zu Akne, in der Herzregion und im Thorax zu Melancholiephänomenen wie „Ring um die Brust"). Um der Deutlichkeit willen sprechen wir auch von einer „Couchose" (siehe Syndrom Nr. V.8.7.1. 5.); wenn erkennbare Entzündungsprozesse damit verbunden sind, vom „Couchitis-Syndrom"), was als 'Liegeprobe' umgangssprachlich übersetzt werden kann, um die Gefahr des Auftretens einer Hyperathymie deutlich zu machen.

Neben den Fällen, bei denen entweder Granulozyten oder Lymphozyten im Normbereich, aber der jeweils andere Wert außerhalb liegt, gibt es die Möglichkeit, daß beide Werte außerhalb des Normbereiches liegen. Dann muß die absolute Zahl der unterschiedlichen Leukozyten und die Tendenz im Hinblick auf den Mittelwert betrachtet werden.

Zur **progredienten Lymphopleromatose**

(bereits in WuL 1/1987, S.20f beschrieben):

Der Sowieso-Fatalismus (siehe Noosomatik Bd.V, S.368f, Nr. 9.6.3.) blokkiert jede Wachsamkeit und damit auch die Bereitschaft, Unvorhergesehenes (eben auch Schönes) wahrzunehmen. Dieses Blockade ist die Bindung von Energien, die die Todesidee noch greifbarer macht und bei häufiger Anwendung zu Substanzverlust führt. Durch die Bindung von Energien entsteht ein „Selbstentzündungs"- Prozeß, die eigenen Gefühle werden in autoaggressive Energien so umgewandelt, daß die körpereigene Abwehr eine Entzündung vermutet. Ein wichtiges Anzeichen ist die von uns so benannte „**progrediente Lymphopleromatose**" (abgekürzt pLP).

Wenn wir den Weg der **Lymphomgenese** betrachten, ergibt sich folgender Verlauf:

1. Relative Granulozytose. Hier wird der Zusammenbruch vorbereitet (siehe oben)

2. Progrediente Lymphopleromatose

Eine fortschreitende Lymphozytenmenge agiert aggressiv gegen die Granulozyten. Die Segmentkernigen sind erniedrigt und die Lymphozyten sind erhöht, die Gesamtzahl ist noch im Normbereich.

Es handelt sich um die noogene Fehldeutung von Substanz: „substanzlos" wird als Substanz gedeutet und umgekehrt, ähnlich der Verwechslung von Männlich-Weiblichem Prinzip. „Substantiell" wird mit „substanzlos" verwechselt; dabei werden Dogmatisierungsinhalte wirksam.

Es wird z.B. in einem Augenblick, in dem eine Begegnung mit einem Gegenüber auf substantieller Ebene möglich ist, diese umgedeutet und

Substanz selbst abgebaut. Es kann ebenfalls zu dieser Fehldeutung kommen, wenn Gewißheit mit Sicherheit und/oder „müssen“ (als logische Folge) mit Zwang verwechselt wird. Die progrediente Lymphoplerornatose zeigt die Richtung einer Entwicklung an. Eine Gefahr besteht, wenn die Werte außerhalb des Normbereichs liegen.

3. Absolute Lymphozytose. Die Lymphozyten haben das Übrige verdrängt und drohen, die Lymphwege zu verstopfen. Die Folge ist dann:

4. Lymphom

VI.2.3.1.1. Die unterschiedlichen Granulozyten

(bereits in Wul 1/1988, S.2ff beschrieben; siehe auch VI.2.14.)

A. Neutrophile Granulozyten

Bei ihnen besteht ein Mischungsverhältnis aus sauer und basisch reagierenden Valenzen. Sie haben die Fähigkeit zur Phagozytose (Auflösung und Verdauung von aufgenommenen Partikeln). Sie bilden eine Art Empfangseinheit für ungebetene Gäste, z.B. Bakterien, die sie phagozytieren und dann mit Hilfe von Enzymen (Peroxidasen) ihrer „Verdauungsorganellen“ (Lysosomen) verdauen. Wenn die neutrophilen Granulozyten nur eine geringe Menge an „Unrat“ phagozytieren müssen, überleben sie. Bei größeren Mengen sind sie jedoch nicht in der Lage, ihre Aktivität zu begrenzen. Sie opfern sich zwangsweise und sterben.

B. Eosinophile Granulozyten

Sie sind basisch und reagieren mit sauren Valenzen und kämpfen gegen eingedrungene Parasiten. Ihre Anzahl ist interessanterweise auch dann erhöht, wenn die eigentlichen Kampfhandlungen längst beendet sind (z.B. in der postbakteriellen Rekonvaleszenz).

Ihr spezieller Auftrag läßt sich über das „Reptilien-Syndrom“ („Wechselwärme“: wie die Stimmung draußen so drinnen; siehe Syndrom Nr. V.8.7.1.2.) verstehen, bei dem durch erhöhte Aktivität des kaudalen Nervenkerngebietes im hypothalamischen Bereich des Tetra-Rezeptiven-Organs (TRO) erhöht Cortisol produziert und den Herausforderungen des „lebens“ mit ausgeprägter Naivität begegnet wird. Die Anzahl der Eosinophilen ist deshalb auch erniedrigt (**Eosinopenie**). Eosinophile Granulozyten sind ein Korrelat für die Wachsamkeit des Menschen. Ist ihre Anzahl erhöht, besteht eine Wachsamkeit gegenüber phantasierten Gefahren.

Eine **Eosinophilie** besteht bei:

1. Befall mit Parasiten (z.B. Würmern)
2. postbakterieller Rekonvaleszenz
3. „postmortaler Rekonvaleszenz“ (siehe Nr.V.8.7.5.6.) nach „Couchitis“ (siehe Syndrom Nr.V.8.7.1.5.)
4. Autoimmunkrankheiten, Lymphomen
5. Erkrankungen im Bereich des Säure-Base-Haushalts

Das körpereigene Cortisol wirkt gezielt an einer unangemessenen Stelle; auf diese Weise fehlt es an den Orten, an denen es benötigt wird. Der Mensch bringt sich in Not (z.B. „asüKl-Not“). Bildlich können wir dieses als 'Grübelmonsterphänomen' beschreiben (siehe EXKURS „asüKl-Not“ beim „AsüKl-Syndrom“

Nr.V.8.7.5.2., bereits in WuL 1/1987, S.54 und WuL 2/1987, S.117ff, S.155, S.166ff und S. 172ff beschrieben).

Eine **Eosinophilie** kann auf eine Hyperdynamie (siehe oben 2.2.) hinweisen bzw. sie differentialdiagnostisch bestätigen.

Eine **Eosinopenie** offenbart Naivität (als Methode oder in dem Sinne des „Naivschalters“ siehe I.3.15.7.2.); der Mensch deutet Grenzerfahrungen naiv „um“, so daß sie einer Erkenntnis (für ihn) nicht mehr zugänglich sind und damit eine Sinnerfahrung noogen ausgegrenzt wird. Dabei werden Denk- und Erkenntnisprozesse mit Hilfe einer inneren Unruhe (erhöhtem Cortisol-Spiegel im Blut) und einem standhaften Festhalten am Bis-Jetzigen (über eine ACTH-vermittelte vermehrte Bereitstellung von NNR-Androgenen) perfekt blockiert. Dieser Mensch lebt in einer innen streßbetonten Befindlichkeit.

Eine Eosinopenie zusammen mit einer Erhöhung des Cholesterin-Wertes und einem erhöhten oder sich im oberen Normbereich befindenden Cortisol-Wert ist ein Hinweis auf ein gespieltes „Reptilien-Syndrom“ (siehe Nr. V.8.7.1. 2.), an dem man Spaß gefunden hat.

Zu Naivität und „Naivschalter siehe Noosomatik Bd.I, S.311ff, Nr. I.3.15. 7.2. „Naivdystonie“ (bereits in WuL 1/1986, S.68; WuL 2/1986, S.110; WuL 1/1987 S.40, S.53f, S.62 und S.65ff beschrieben)

Wenn wir davon ausgehen, daß jeder von uns im Hinblick auf seine Verwundung (abgekürzt „VA“) gelernt hat, eine VA-Tendenz im Sinne der „1.Umdrehung“ hinzufügend zu deuten („es liegt an mir“) und danach die „2.Umdrehung“ zu praktizieren („es liegt an mir, es zu ändern“), wird deutlich, daß wir wichtige und wesentliche Anteile der Wirklichkeit unserer Kindheit verdrängt haben. Das Beibehalten dieser Verdrängungen auf Geheiß des Lebensstils führt zu gegenwärtigen Verdrängungen von Anteilen der Wirklichkeit. Das nennen wir Naivität. Der sogenannte „Naivschalter“ schaltet entweder einen Teil der Wirklichkeit von sich aus in die Verdrängung, d.h. er stoppt das Denken zu früh, wenn noch Unterscheidbares zu unterscheiden wäre (kritisieren im eigentlichen Sinne) - („Naivschalter“ 1.Seite) oder schaltet bei ungefälligen Erkenntnissen eine Idee aus dem Fundus des Bisjetzigen so hinzu, daß das Neue einer Erkenntnis einer anderen Anwendung als bisher entzogen wird („Naivschalter“ 2.Seite).

PHYSIOLOGIE DES NAIVSCHALTERS

Der „Naivschalter“ hat im Sinne der Definition von Naivität zwei Seiten:

1. beim bloßen Wissen stehen bleiben (grübeln „kann das wirklich so sein?“; zweifeln „das kann doch nicht wahr sein!“)
2. einer Erkenntnis etwas Nichtreales hinzufügen (theoretisieren „das müßte doch eigentlich...“)

Die Aufhebung des Unterscheidenwollens im Geist führt zur Naivität, wenn es doch noch Unterscheidbares gibt. Unterscheidbares verlangt nach Kritik (=Unterscheidung) und damit Ent-scheidung (griech.: krisis - der deutsche Gebrauch des Begriffs Krise ist bemerkenswert, in dieser Hinsicht).

Wo nichts Unterscheidbares mehr ist, muß die Kritik unterbleiben (an ihre Stelle tritt die Bewährung in der Anwendung der Erkenntnis [Popper]). Das in Erscheinung Getretene kann beschrieben werden (**Deskription**).

Wenn dennoch das Ununterscheidbare zum Unterscheidbaren gemacht wird, indem dem in Erscheinung Getretenen nicht in Erscheinung Getretenes hinzugefügt wird (also eine **Präskription** erfolgt), so ist dies ebenfalls Naivität, die auch keine Erkenntniserweiterung möchte, sondern am bisjetzigen Wissen festhalten, da die Hinzufügung nur aus dem Fundus des bisjetzigen Wissens kommen kann und den Gegenstand der Erkenntnis verfärbt.

Naivschalter 1.Seite

Dabei wird die die Wahrnehmung verarbeitende Aktivität über den Gyrus cinguli nicht beachtet; sie wird abgeleitet: eine Erkenntnis ist nicht möglich, da die Information nicht in den Hippocampus gelangt. Folge: innere Unruhe (die „Grübeldynamik").

Bulbus olfactorius – corpora amygdaloidea [c.am.] (oder visuell etc. direkt in den Thalamus) - Thalamus – Frontalhirn [Fh.] (Anfärbung) - Thalamus - Großhirnrinde - Thalamus – Formatio reticularis [F.r.] (bereits angefärbt!!!) - Hippocampus - Epithalamus - F.r. - Thalamus – Fh. - Thalamus - Großhirnrinde etc.

Naivschalter 2.Seite

Durch Hinzufügen kann die „Gleichzeitigkeitsinformation" aus den c. am. nicht zugelassen werden: Fh. - Thalamus (med.) - F.r. – corpora mamillaria (der „Deckel" geht sozusagen zu, subjektives Empfinden: „dicht", „jetzt geht gar nichts mehr", „jetzt verstehe ich überhaupt nichts mehr").

Der Naivschalter schaltet ein - und in Wirklichkeit etwas aus. Erkennbar ist dieser Vorgang nur, wenn er geschehen ist - nicht vorher!

C. Basophile Granulozyten

Sie sind sauer und reagieren mit basischen Substanzen. Nach Bedarf werden sie in Geweben zu Mastzellen. Bei Zerstörung eines Zellverbandes durch ein schädigendes Agens treten sie als erste Abwehrreihe zur differenzierten Bekämpfung von Borazooten („Schlundtierchen" siehe unten) auf. Über eine Ausschüttung von Serotonin (Schmerz), Histamin (Schwellung, Exsudation), Heparin (Verflüssigung) und Aktivierungspotentialen Effekte nervaler Einwirkungen) verändern sie einerseits das Milieu zuungunsten von Pilzen und können andererseits auch durch die Freisetzung eines Leukozyten-Lockfaktors den Entzündungsprozeß in Gang halten, bei dem die übrigen Zellen die Begrenzung des Schadens wirken sollen; „Initiations-Syndrom" (Nr.V.8.7.1.4.): andere im eigenen Sinne in Bewegung versetzen, indem man sich selbst vorher ab-setzt und dann wartet ... und hochinteressiert aus der Ferne „liebevollst" zuschaut.

Zu den Borazooten (bereits in WuL 1/1988, S.2ff beschrieben)

Wir unterscheiden vier Arten von Borazooten („Schlundtierchen"):

a. Pilze, einzellige Lebewesen, die organische Substanz abbauen, können nicht in kernhaltige Zellen, sondern nur ins Blut gelangen. Sie benötigen ein vorgeschädigtes Milieu, z.B. eine Verringerung der Milchsäure. Im Falle einer Wunde sind es die Pilze aus der unmittelbaren Umgebung, die als erste Eindringlinge das vorgeschädigte Milieu besetzen können, da nach dem „Streß-Cortisol-Zucker-Regelkreis" bei Blutungen vermehrt Zuckertransport anfällt.

Anmerkung: „Pilze teilt man sich". Man kann sagen, je „süßer" eine Partnerschaft, desto luft(lust!)anhaltiger die Beteiligten, also um so pilziger (selbst wenn man sich gar nicht kennt, wie im Schwimmbad, werden Relationsinhalte sofort erkannt und identifiziert).

b. Bakterien haben als „Informationsspeicher" ausschließlich Desoxyribonukleinsäure (DNS). Sie können über einen Erkennungsreflex direkt an der DNS wirken, da sie keine Kernmembran besitzen. Ihre Wirkung vergrößert sich noch dadurch, daß ihre Ribosomen (Organellen, an denen die Proteinsynthese stattfindet) kleiner und dadurch schneller sind als die der menschlichen Zellen. Zu ihrer Abwehr dienen die Antibiotika.

Anmerkung: „Bakterien verteilt man bzw. bekommt man".

c. Viren enthalten Ribonukleinsäure (RNS). Ihr parasitäres Vorhandensein kann vom Menschen intendiert werden. Sie werden von ihm gebraucht, um einen unvollständigen, autoaggressiv wirkenden Stoffwechsel zu unterbrechen.

Anmerkung: „Viren holt man sich". Z.B., um eine „kleine Ruhepause" einzulegen (in gleicher Atmosphäre bekommt nicht jeder einen Schnupfen). Noogene Einflüsse mit Hilfe vegetativer Prozesse können so wirksam werden, daß der Mensch per intentionem Viren den Zutritt durch die Wunde gestattet. Dieser Effekt ist z.B. auch durch intendierte vegetativ vermittelte Schwellung der Nasenschleimhäute möglich, wobei die Einschlupflöcher groß genug für Viren, aber zu klein für Bakterien sind.

d. Hiaterien werden fälschlich Viren genannt. Sie enthalten DNS und gelangen nicht von außen in den Körper, sondern werden vom Menschen selbst produziert. Sie entstehen unter Mitwirkung einer **Errase** (eine „zu kurz geratene" Polymerase, die irrtümliche Abläufe bei regenerativen Prozessen in der Zelle hervorruft) und stellen ebenfalls ein zu kurz geratenes Produkt dar. Ihr parasitäres Vorhandensein ist ein Effekt. Sie wirken z.B. folgende pathologische Phänomene: Herpes, Hepatitis B, Pocken, Warzen, infektiöse Mononukleose („Pfeiffersches Drüsenfieber"). Hiaterien existieren nur im vitalen Gewebe, insbesondere in Blutzentren (z.B. im reticuloendothelialen System - RES).

Anmerkung: „Hiaterien macht man sich".

VI.2.3.1.2. Die Monozyten und die Lymphozyten (bereits in WuL 1/1988, S.6f beschrieben)

Monozyten sind sogenannte Makrophagen, die sich auch in Geweben niederlassen können (sie heißen dann „Histiozyten“). Sie phagozytieren sowohl das, was von den Granulozyten nicht beseitigt werden kann, als auch die zugrunde gegangenen Granulozyten. Außerdem setzen sie Lockfaktoren frei, um T-Effektor-**Lymphozyten** (Killerzellen) herbeizurufen, wobei sie auch in der Lage sind, diese im Zaum zu halten. Dazu binden sie Antigene (AG; körperfremdes Material) an ihrer Zelloberfläche und zeigen sie den Lymphozyten, auf denen Rezeptoren gebildet werden, die ihre Aufgabe bestimmen. T-Effektor-Lymphozyten setzen ihrerseits Lockfaktoren für Makrophagen als Rückmeldung frei, um selbst weggeräumt werden zu können.

Gleichzeitig können auch T-Helfer-Lymphozyten durch die Makrophagen hinzugezogen werden, um Viren zu bekämpfen, wobei diese die Kampfkraft der T-Effektor-Zellen zu Hilfe nehmen (Zellen mit einem Virus werden sofort getötet!). Die Makrophagen sind in der Lage, den T-Effektor-Zellen das Antigen zur Rezeptorbildung zu zeigen. Da die T-Effektor-Zellen nur über die Form erkennen, sind Irrtümer bei der Informationsübernahme steuerbar (und die Virusinfektion per effectum verlängerbar): unbewußte nervale Impulse (noogene, also aus dem Frontalhirn kommende) sind in der Lage, Formen von Umhüllungen so zu verändern, daß Fremdes mit einer körpereigenen Hülle und Eigenes mit einer körperfremden Hülle umgeben werden kann und nun nur eine inhaltliche Differenzierung möglich bleibt. Beim „**Monokel-Syndrom**“ (siehe Syndrom Nr. V.8.7.1.3.) wird nur auf die Form geschaut, es fehlt der Blick in die Tiefe; man nimmt dabei die Form für das Wesentliche.

T-Suppressor-Lymphozyten, die Propheten unter den „Kampfhähnen“, geben Empfehlungen für die Begrenzung der Zahl der T-Effektor-Lymphozyten durch einen proliferationshindernden Faktor, damit nicht die eigenen Gebiete geplündert werden.

T-Helfer rufen die B-Lymphozyten auf den Plan, wenn Hiaterien produziert worden sind. Die B-Lymphozyten erhalten Antigene präsentiert, produzieren Immunglobuline als Antikörper und geben diese ins Blut ab. Zweck der Antikörper (AK)-Bildung ist die Neutralisierung der Antigene, wodurch bei „Gleichstand“ die Aktivität der B-Lymphozyten gebremst werden muß. Dies geschieht durch die T-Supressor-Zellen. Gelingt es nicht, entsteht ein Plasmozytom (eine Tumorisierung der Plasmazellen). Bei Versagen der B-Lymphozyten-Rezeptoren kann es zu einem malignen Lymphom (Lymphknotenkrebs) kommen oder auch zur Autoaggression der Immunglobuline wie bei der Encephalomyelitis disseminata („Multiple Sklerose“, MS).

Die B-Lymphozyten sind normalerweise ortsansässig in den lymphatischen Organen und „warten“ auf somatische Aversionsprodukte, also auf unliebsame „Gäste“, um im Zusammenhang mit ihnen aktiv zu werden. Bei Kontakt mit diesen vermehren sie sich. Sie können sich zu Plasmazellen weiterentwickeln und so im Blut zum Schauplatz schwimmen, wobei sie eine gehörige Menge AK vor sich her schicken.

Da Hiaterien aus körpereigenen Bestandteilen bestehen, ist ihre Auflösung zwar mit einem Minimum an Aufwand möglich, jedoch vergrößert sich dadurch die Variationsbreite der genetischen Aktivität (des Hiateriums) durch den Erfindungsreichtum des individuellen noogenen Unterbewußten, das auf das somatische einwirkt. Deshalb hat der Genbereich für die Antigen-bindende Stelle im AK-Protein eine sehr hohe Mutationsrate (es gibt viele Irrtümer, die der Mensch vollbringen kann), was die Lernfähigkeit der B-Lymphozyten im Hinblick auf die Bindungsspezifität vergrößern hilft. Außerdem unterscheiden sich die Hiaterien nicht von körpereigenem Gewebe anhand der Zellmembran (sondern nur inhaltlich!), was die Frühentdeckung und damit die Abwehr erschwert.

VI.2.3.2. Gesamtzahl der Leukozyten

Norm: 6000-8500/ml

Bei einer Verringerung der Gesamtzahl der Leukozyten (**Leukozytopenie**) können wir von einer verringerten Abwehrbereitschaft und damit einer erhöhten Opferbereitschaft ausgehen.

Bei einer Erhöhung der Gesamtzahl der Leukozyten (**Leukozytose**) leistet der Mensch eine erhöhte Abwehrbereitschaft. Es kann sich dabei um ein „Selbstentzündungsphänomen" im Sinne eines „Probanden-Syndroms" (siehe Nr. V.8.7.2. 1.) handeln.

Zum Selbstentzündungsprozeß siehe Noosomatik Bd.I, S.188f, Nr.1.9.1.6. 22. (bereits WuL 1/1988, S.10ff)

Die Symptome bei einer Selbstentzündung werden endogen (in der Regel noogen) intendiert. Bei einem Gehirnphysiologischen Schalter-Syndrom können sie auch von außen hervorgerufen werden (siehe WuL 1/1988, S.31ff und Nr.V.9.2.3. zur Delegationsnoomenie). Das Corpus mamillare wird dabei abgedichtet.

Das Corpus mamillare arbeitet wie eine Sielklappe und ist dazu da, den Hippocampus (das Gefühlszentrum, in ihm werden die genuinen Gefühle physiologisch dargestellt) vor einer Reizflut und damit den Menschen vor dem plötzlichen Gehirntod zu schützen (cf. WuL 2/1987, S.146 und in Nr.V.8.4.2.8.1.).

Dies kann auf unterschiedliche Arten geschehen:

a) Erhöhte TRO-Aktivität: Eine aversive Sympathikusaktivität führt zu vermehrter Noradrenalinausschüttung (siehe Nr.V.9.6.1.). Es kommt dabei zusätzlich zu einer Erhöhung des Cortisol-Serum-Spiegels. Durch Abdichten der Peripherie und durch Schwächung des Immunsystems wird die Bereitschaft zur Aufnahme „entzündungsfreundlicher" Faktoren hergestellt (siehe 7.Hauptsatz von der Sympathikus-Hypertonie in Bd.I, Kap.17, S.346 [Nr.V.3.17.7.]).

b) Parasympathischer Verschluß: Bei Verlangsamung des Blutstroms entsteht eine katabole Stoffwechsellage; die Stoffwechselprodukte werden sehr zögernd wegtransportiert (Zurückhalten des eigenen „Mistes"). Dabei können z.B. die Nasenschleimhäute schwellen und dadurch einen Nährboden für Borazooten erschließen (siehe 6.Hauptsatz vom parasympathischen Verschluß in Bd.I-2, Kap.17, S.345 [Nr.V.3.17.6.]).

c) Erhöhung der exogenen Reizflut: Bei Assoziation zur Verwundung stellt der Organismus ein motorisches Fluchtpotential bereit. Wer in einer solchen Atmosphäre verbleibt, wandelt dieses Potential autoaggressiv um, was über eine Muskelhypertonie zu Entzündungsprozessen im Bewegungsapparat führt (rheumatischer Formenkreis; siehe 8.Hauptsatz von dem Kuraufenthalt in der exogenen Reizflut, Bd.I, Kap.17, S.346 [Nr.V.3.17. 8.]).

d) Durch Aufsuchen und Verbleiben in einer „anrüchigen" Atmosphäre. Dies wirkt bei zusätzlicher Verwendung des „Schne-Brü-Syndroms" (Methode „schneller Brüter", siehe WuL 2/1986, S.124; WuL 1/1987, S.67 und WuL 2/1987, S.146ff; Syndrom Nr. V.8.7.3.2.: in einer atmosphärisch belastenden Situation „grübelnd" verharren) eine nicht kompensationsfähige Übersäuerung des Blutes, wodurch sich die Mischungsverhältnisse der adversiven Organversorgung in einem aversiven Mischungsverhältnis manifestieren und zu einer functio laesa (gestörte Funktion) des Organs führen, dessen Kompensationsfähigkeit zuerst erschöpft ist: Zuerst erschöpft sich jenes Organ, das in Relation steht zum Inhalt und zum Ziel der Absicht (Intention), in der „anrüchigen" Atmosphäre zu bleiben (siehe 5. Hauptsatz von der Organfunktion, Bd.I, Kap.17, S.345 [Nr.V.3.17.5]).

Die Methoden a) und b) werden eingesetzt entweder zur Erlangung einer exogenen Versorgung oder zum Nachweis der Fähigkeit zur Eigenversorgung (sich selbst Frucht sein).

Die Sachverhalte c) und d) zielen auf eine „Versorgungslage", die nur noch von außen gewährleistet werden kann.

VI.2.4. Thrombozyten (siehe auch VI.2.14.)

Normwerte: Männer: 264.000 +/- 50.000 /ml
Frauen: 300.000 +/- 50.000 /ml

Thrombozyten sind Blutplättchen, entstanden nach Zellabschnürung aus Megakaryozyten im Knochenmark: sie enthalten Granula und kontraktile Filamente, jedoch keinen Kern; ihr wichtigstes Enzym ist die Thrombokinase zur Aktivierung der Umwandlung von Prothrombin in Thrombin, einem Faktor der Blutgerinnungskette; sie enthalten auch Serotonin und Histamin und als Energiequelle Adenosin-di-phospat (ADP), jedoch kein Adenosin-tri-phosphat (ATP). Die Thrombozyten setzen nach „functio laesa" (erstes Symptom einer Entzündung bei einer Gewebsläsion) als Schnellkampfmittel vor allem ADP und Thrombokinase frei, um bei einer offenen Wunde durch Verkleben und Aktivierung der Gerinnung den Schaden aufs erste zu begrenzen. In der „klebrigen" Phase zerfallen sie jedoch durch Degranulation und den Verlust des ADP (Selbstopferung, keine Regenerationsfähigkeit) und setzen damit zusammen mit der durch das Serotonin ausgelösten Vasokonstriktion das Signal für die weitere immunologische Arbeit (aus WuL 1/1988, S.4).

Einer **Thrombozytose** (Vermehrung der Thrombozytenzahl) liegt die Erwartung einer Läsion zugrunde (zu Recht oder zu Unrecht). Die Annahme und damit eine Weiterentwicklung wird blockiert mit Auswirkungen im Bereich des Stoffwechsels. Es wird die Mechanik des Wartestandes gegenüber einer Analogie (Nacherleben einer Verwundung [s-atmosphäre] = VA) abgebildet.

Zu Analogie und Analogiephase (siehe Noosomatik Bd.I, S.115ff, Nr.1.6.1.)

Das vergrößerte Thrombozytenreservoir kann im Falle des Eintretens einer Verletzung zu einer schnellen und massiven Aktion gebraucht werden, bei der von den Thrombozyten ausgeschüttetes Serotonin und Histamin dann die physiologische Realität einer Schmerzwahrnehmung veranlassen, die unbewußt mit dem Verwundungs-Schmerz assoziiert wird. Auf diese Weise wird die Idee einer real nicht möglichen erneuten Verwundung genährt.

Im Falle einer **Thrombozytopenie** (Verminderung der Thrombozytenzahl) fehlt ein ausreichender Schutz gegen Verletzungen von außen, die Integrität des medialen Systems wird gestört („Leckbildung"), so daß die Heilungstendenz (in der Produktion des Knochenmarks abgebildet) „ins Aus läuft". So wird ein Inhalt (etwas, was innerhalb dieses Menschen bereits wirkt) verworfen. Die Ursache liegt im Eingriff in eigene Möglichkeiten des Könnens; dieser Mensch denkt sich selbst als verworfen, als abhängig, und gibt vor, das Heil für sich selbst herstellen zu müssen mit Hilfe von Projektionen, die auf die Her-Stellung eines externen Paradieses zielen.

Wer darauf wartet (fälschlicherweise oft als „hoffen" bezeichnet!), daß entweder die Einflüsse von außen (etwa wie ein Medikament) so in ihn eindringen, daß er automatisch zu einer anderen Antwort fähig würde, oder darauf wartet, daß die Umstände draußen sich zu seinem Wohlgefallen ändern (das Warten auf das „externe Paradies"), entscheidet sich für das Beibehalten des Lebensstils, für das Festhalten am Bisjetzigen, für ein Leiden, das nicht schmerzt, aber im „asükl-Syndrom" („ich arme/r süße/r Kleine/r") Zwang auf andere auszuüben versucht, daß diese in die Sorge und Versorgung gezwungen werden sollen, wollen sie nicht am „asüKl" schuldig werden (cf. Noosomatik Bd.I, S.303 aus WuL 1/1987, S. 54).

Die **Thrombozytopenie bei Frauen** kann ein Hinweis auf das Syndrom der „Traumaphilie" (siehe Nr.V.8.7.2.3.) sein.

Bei einer parasympathischen Verschlußreaktion mit folgender acidotischer Stoffwechsellage kommt es zu einer Hypercalcämie (Erhöhung des Calciumspiegels im Blut), die zu einer Stabilisierung von Membranen -auch der der Thrombozyten- führt, die daraufhin in ihrer Wirkung beeinträchtigt sind und sich nicht mehr opfern. Als Folge setzen sie weniger Serotonin und Histamin frei, die nun nicht mehr als Nahrung für das Knochenmark zur Verfügung stehen. Die so verminderte Gerinnungsaktivität, die mit einem verminderten **Calcium**-Verbrauch vergesellschaftet ist, potenziert die Hypercalcämie. Die geringe Rückführung von Histamin und Serotonin vermindert die Zellabschnürungsrate der Megakaryozyten im Knochenmark: die Produktion der Thrombozyten ist blockiert, was zur Osteomyelosklerose (Verödung des Knochenmarks) führen kann.

Beachte zur Menstruation: Vor einer Menstruation sind die Thrombozytenwerte sinnvollerweise erhöht. Nach einer Menstruation sind die Werte niedriger, da die Thrombozyten gebraucht worden sind.

VI.2.5. γGT, GOT und GPT, die sogenannten Leberwerte (Werte bei 25° C)

VI.2.5.1. Gamma-Glutamyltransferase (gamma-GT = g-GT)

Normwerte: **Jugendliche (8-14 Jahre) 4-18 U/l**
Männer 9-22 U/l
Frauen 10-28 U/l

Das im Plasma nachgewiesene Enzym stammt in erster Linie aus der Leber und erscheint bei einer Schädigung von Leberzellen im Plasma. Da im Rahmen der physiologischen Regeneration immer Leberzellen sterben und neue gebildet werden, kann immer in gewissem Umfang g-GT im Plasma nachgewiesen werden.

Die Arbeit der Leber folgt den Gesetzen der Mechanik, deren Folgen am Wert der g-GT erkennbar werden. Eine erhöhte Leberaktivität drückt sich immer auch im Verhalten aus; der Volksmund spricht von der „Laus, die über die Leber laufe" und meint damit bereits die Auswirkung einer erhöhten Galleproduktion (Ärger schlägt in Haß um).

Zur Physiologie des Hasses siehe Noosomatik Bd.I, S.140f, Nr.1.7.6.5.

Wenn es in der Leber zu einem verstärkten Östrogenabbau kommt (erhöhter g-GT-Wert), vermindert sich die Präsenz an weiblichem Prinzip innerhalb des hormonellen Systems. Bei der Umwandlung des weiblichen Prinzips in Motorik beim Joggen, Stricken etc. sinkt der g-GT-Wert.

Bei einer Beeinträchtigung der Leberfunktion ist die Östrogenmenge vermindert. Bei einer Frau besteht die Gefahr, daß sie statifiziert wird.

Bei einem Mann wirkt sich die Beeinträchtigung der Leberfunktion in Form des herabgesetzten Testosteronabbaus aus. Er wird „schwerfällig". Bei einer Leberzirrhose überwiegen dann natürlich plötzlich die weiblichen Hormone mit entsprechender Auswirkung auf die Körperform des Mannes.

Aufbau und Abbau von Östrogen und Abbau von Testosteron sind membrangebundene Tätigkeiten; Störungen sind deshalb im g-GT-Wert zu erkennen.

Naivität (siehe oben) verringert die Teilhabe am „leben", senkt die TRO-Aktivität und damit die Quantität der Leberarbeit. Es kommt zu einem „Sparhaushalt", der bei Jugendlichen noch als angemessen gelten kann, da sich diese noch in der Entwicklung ihrer Selbstbestimmung befinden.

Die unterschiedlichen Werte für Frauen und Männer ergeben sich aus dem Umstand, daß Frauen relativ mehr Östrogene als Männer benötigen, was zur übrigen normalen Tätigkeit der Leber zusätzlich zu beachten ist.

Bei mangelnder sexueller Aktivität werden die Sexualhormone nicht angemessen verbraucht, sind überflüssig und werden in der Leber so abgebaut, daß sie über den Urin ausgeschieden werden können.

Eine Erhöhung des g-GT bietet beim Mann einen Hinweis auf eine motorisch agierte **Hyperdynamie**, bei der Frau für zusätzlich bereitgestellte Östrogene (der Grund dafür kann z.B. in einer erhöhten Arbeitswut liegen). Liegt der Wert unterhalb des Normbereiches, haben wir es mit einer juvenilen Einstellung zu tun.

VI.2.5.2. Glutamat-Oxalacetat-Transaminase (GOT)

Die GOT heißt auch Aspartat-Aminotransferase.

Normwerte: **Männer bis 19 U/l**
Frauen bis 22 U/l

Reaktion:

Aspartat + 2-Oxoglutarat --> Oxalacetat + L-Glutamat (und umgekehrt).

VI.2.5.3. Glutamat-Pyruvat-Transaminase (GPT)

Die GPT heißt auch Alanin-Aminotransferase

Normwerte: Männer bis 20 U/l
Frauen bis 24 U/l

Reaktion:

L-Alanin + 2-Oxoglutarat --> Pyruvat + L-Glutamat (und umgekehrt)

Mischungsverhältnisse als Hinweis auf Kränkungen einzelner Organe

Organ:	g-GT	GOT	GPT
Leber	⇑	⇑	⇑!
Herz	per eff.⇑	⇑	per eff.: ⇑
Nieren	kann ⇑	i.N.	⇑
Gehirn	(⇑)	i.N.	i.N.
Prostata	(⇑)	i.N.	i.N.
Skelettmuskel	i.N.	⇑	⇑
Pankreas	i.N.	⇑	i.N.

VI.2.5.4. Bilirubin

Bilirubin ist der Gallefarbstoff, Hämoglobin ohne Eiweiß und ohne Eisen, ein Porphyrin-Ring (= 4 fünfer-Ringe mit Stickstoff). Es stammt aus dem Umbau der Erythrozyten. Aus dem Bilirubin kann auch Myoglobin gebaut werden In der Leber wird also entweder Hämoglobin oder Myoglobin (befindet sich auch im Herzmuskel) gebildet.

Bilirubin ist fettlöslich und fördert auch die Fettlöslichkeit in der Galle. Bilirubin kommt aus der Leber, geht in die Galle und in die Leber wieder zurück (klassisch A^4, "wenn du schon mal da bist...", und Nützlichkeits-Syndrom A^3).

Also: **Bilirubin ist**
1. Effekt der Regeneration, wirkt
2. lipolytisch (bei Fettlösung hilfreich) und kann
3. aufgebaut werden zu Myoglobin (plus Eiweiß) und Hämoglobin (plus Eiweiß und Eisen).

Bilirubin kann im Labor nachgewiesen werden. Es entsteht durch den Abbau von Hämoglobin im retikuloendothelialen System (RES).

Die Makrophagen des RES wirken also mit bei der Umwandlung von Blutzellen. **Bilirubin** ist somit ein Effekt von Abbau. Über den Blutweg gelangt es dann in die Leber (der weitere Weg geht über die Gallenwege in den Darm und ein Teil von dort über den Blutweg wieder in die Leber). Deshalb sprechen wir lieber von Umbau, da dieser Begriff den Sachverhalt darstellt und eine negative Stimmung vermeidet, die der Begriff „Abbau“ hervorrufen kann.

Bilirubin kann im Blut messen werden. **Ab 0,6 mg/dl** ist es ein Hinweis auf eine Vater-VA auf A^3 [zur Verwundungs(=VA)-Erfahrungen mit Vätern siehe auch Noosomatik Bd.V, S.27]: Verwerfung genuiner Anteile. In diesem Zusammenhang kann erhöhtes Bilirubin ein deutlicher Hinweis auf eine besondere Art von Sucht sein: die Problemsucht.

VI.2.6. Nierenfunktionswerte

Normwerte:

Kreatinin: **Männer 0,6-1,1 mg/dl (VORSICHT:** *Mitteilung eines Nephrologen im Juni 2000: „Bei einem Kreatinin von 1,3 mg/dl können Sie davon ausgehen, daß die Nieren zu 50% vermindert arbeiten.“.* ***Deshalb schlagen wir 0,9 mg/dl als präklinische Grenze vor!***

53,0-97,0 µmol/l (bzw. bis höchstens 80,0 µmol)
Frauen 0,5-0,9 mg/dl
44,0-80,0 µmol/l

Harnstoff: **Männer 16-38,5 mg/dl**
2,65-6,42 mmol/l
Frauen 14-35,8 mg/dl
2,33-5,97 mmol/l

Nierenfunktionswerte sind über die Perspektive des Soterischen (zu diesem Begriff siehe Noosomatik Bd.I, S.441) zu betrachten, von der Gewißheit und der unmittelbaren Heilsbeziehung her. Störungen verstehen wir als paratomale Erkrankungen (gegen den Persönlichkeitskern gerichtet). Normalerweise filtriert die Niere selbstverständlich, so daß eine Erhöhung der Werte von Harnstoff und Kreatinin im Serum unmittelbar eine Nierenfunktionsstörung anzeigt, die Niere ist in ihrem Selbstverständnis (der Filterwirkung) beeinträchtigt. Es ist bereits zu einem Substanzverlust gekommen.

Östradiol erhöht die glomeruläre Filtrationsrate (GFR), so daß bei Frauen bereits bei niedrigeren Kreatinin-Werten (gegenüber denen von Männern) von einer Nierenfunktionsstörung ausgegangen werden muß.

Überschüssige Aminosäure wird zu Harnstoff abgebaut. Die erhöhte Stoffwechselaktivität bei Frauen beinhaltet auch eine Wiederverwendung der Aminosäuren. So kommt es zu niedrigeren Harnstoffwerten bei Frauen.

VI.2.7. Elektrolyte

Normwerte: Kalium 3,7-4,4 mmol/l

Natrium 135-142 mmol/l

Calcium 2,2-2,5 mmol/l
4,4-5,0 mval/l
8,82-10,03 mg/dl
Chlorid 99-109 mmol/l
351-386 mg/dl

(Elektrolyte unterscheiden selbst zwischen positiver (+) und negativer (-) Ladung, so daß wir keine Geschlechtsunterschiede machen.)

Die Zuordnungen der A hoch x beziehen sich auf das Physiologische Diagramm (Noosomatik Bd.VI.1, 2.Auflage)

VI.2.7.1.1. Natrium (Na, A^2) und VI.2.7.1.2. Kalium (K, A^0)

Allgemein können wir sagen, daß bei einer Betonung des männlichen Prinzips der Serum-Kalium-Spiegel ansteigt als Gegensteuerung. Dieses ist der Fall bei übermäßiger parasympathischer Aktivität (an der wir z.B. eine fatalistische DN erkennen können. „Zur Psychologie und Physiologie der Delegationsnoomenie"; abgekürzt DN, siehe Nr.V.9.2. 3.).

Eine Betonung des weiblichen Prinzips geht mit einer Erhöhung des Serum-Natrium-Spiegels als Effekt einher. Dieses ist der Fall bei forcierter Sorge-Aktivität (sie ist z.B. typisch für eine libertinistische DN).

Man kann u.a. folgende Mischungsverhältnisse beobachten:

Kalium ⇑ und Natrium ⇑:

Dieses Mischungsverhältnis zeigt eine Gehirnphysiologische Schalter-Aktivität, die von der Existenz eines Gehirnphysiologischen Schalters selbst herrühren kann oder daher, daß von diesem Menschen ein „-Schalter"-ähnliches Verhalten (siehe „Güterzug-Syndrom", Nr.V.8.7.2.2.) praktiziert wird (dieses kann auch auf Wunsch eines Gegenübers geschehen). Hinweis auf das „Nützlichkeits-Syndrom" (Syndrom Nr.V.8.7.5.5.).

Ebenso kann es eine vermehrte Krampfbereitschaft anzeigen, die im EEG am Auftreten von theta-Wellen verifiziert werden kann. Da Kalium erhöht eine effektive Sorge (sprich: sympathikotone Wirkung) aufzeigt, kann diese durch vermehrte Aktivität des männlichen Prinzips (z.B. durch parasympathische Gegensteuerung) begrenzt werden mit eben dieser Krampffolge.

Kalium ⇑ und Natrium ⇓:

Dieses Mischungsverhältnis ergibt sich als Folge eines statischen Syndroms (bei einem statischen Lebensstil oder als Methode). Hinweis auf: „Lehrmeister-Syndrom" (Nr.V.8.7.5.3.), „Ahnenkult-Syndrom" (Nr.V.8.7.5.1.), „Deponie-Syndrom" (Nr.V.8.7.3.3.) und das „Katastrophen-Kokettier-Syndrom" (Nr.V.8.7.4. 2.).

Das Mischungsverhältnis der Hormone der Nebennierenrinde ist zugunsten der Androgene und auf Kosten der (Mineralo-) Corticoide verschoben.

Kalium ⇓ und Natrium ⇑:

Dieses Mischungsverhältnis ist Zeichen eines dynamischen Lebensstils. Hinweis auf das „Semidynamie-Syndrom" (Nr.V.8.7.3.1.) oder auch auf die „Hiatumanie" (Nr.V.8.7.6.2.) oder das „Inversions-Syndrom" (Nr.V.8.7.1.1.).

Kalium ⇓ und Natrium ⇓:

Die starke Blutverdünnung zeigt eine erhöhte Opferbereitschaft (z.B. „Club für Abholzwirtschaft" und „Club der Blutspender"; siehe Noosomatik Bd.V, S.284ff) und gibt einen Hinweis auf „Couchose" (Syndrom Nr.V.8.7.1.5.).

Sie kann auch physiologische Folge der Methode des „emotionalen WO (willige Opfer)-Schalters" sein, dessen Tätigkeit mit Hilfe einer vermehrten Sympathikus-Aktivität in einer angenehmen Atmosphäre (Wärme) eine ADH-Sekretion und somit eine Verdünnung „angenehmer" Geruchspartikel wirkt, so daß sich ihre Wahrnehmung vermeiden läßt und die Atmosphäre abkühlt.

Wird dieses in forciertem Ausmaß praktiziert, zielen die physiologischen Änderungen auf eine akute Gefährdung („Liegeprobe"!).

Kalium i.N. und Natrium ⇑:

Hinweis auf das „Heulbojen-Syndrom" (Nr.8.7.5.4.) oder „Sprungfeder-Syndrom" (innere Unruhe; Nr.V.8.7.3.4.).

Kalium i.N. und Natrium ⇓:

Hinweis auf das „Schwerenot-Syndrom" (gedrückte fatalistische Stimmung; Nr.V.8.7.4.1.).

Kalium ⇑ und Natrium i.N.:

Hinweis auf das „Spirations-Syndrom" (Nr.V.8.7.3.2.).

Kalium ⇓ und Natrium i.N.:

Hinweis auf das „Probanden-Syndrom" (Nr.V.8.7.2.1.).

VI.2.7.2. Calcium (Ca, Heilssenkrechte)

Eine Erhöhung des Calcium-Spiegels (Hypercalcämie) findet sich bei Starre, eine Erniedrigung (Hypocalcämie) bei überschießender Aktivität.

Calcium wird an unterschiedlichen Orten zur Übertragung/Weitergabe von Informationen gebraucht (bei der neuromuskulären Erregungsübertragung und als „second messenger" für Hormone). Wird es diesen Prozessen entzogen, kommt es zur Hypercalcämie, wird es vermehrt dabei gebraucht, zu einer Hypocalcämie.

Zur Rolle des Calcium siehe Noosomatik Bd.V, S.174ff (mit Hinweisen auf seine Bedeutung für die sexuelle Aktivität)

Calcium bietet sich für unterschiedliche Aktivitäten an.

1. Zur Stabilisierung des aufrechten Gangs (Knochenpflege).
2. Zum Erdulden von Nackenschlägen, die in die Knie zwingen oder zur Abwehr von Mücken und anderen Feinden oder zur Organisierung eines geordneten und/oder flüchtigen Rückzuges: Muskelkontraktionen.

Es gibt spezielle Speicherräume für **Calcium** mit hoher Konzentration, z.B. interzellulär vor der Plasmamembran und intrazellulär im endoplasmatischen Retikulum oder im sarkoplasmatischen Retikulum, falls es sich um eine Muskelzelle handelt. Verläßt durch äußere Induzierung das Calcium diese Speicher, kommt es zu einer besonders schnellen Reaktion (siehe auch Punkt 5).

3. Zur Stabilisierung der inneren Festigkeit, um den Stürmen des „lebens“ trotzen zu können: elektrolytische Stabilisierungshilfe für angemessene Spannungsverhältnisse der Zellmembran.

4. Als sinnliche Orientierungshilfe zur Freisetzung von Handlungsenergien: second messenger für Hormon-Informationen in der Zelle mit Affinität zum ATP.

5. Zur Befähigung raschen Sinneswandels:
der Konzentrationsgradient des Calciums ist im Vergleich zu anderen elektrolytisch aktiven Elementen am größten (siehe auch Punkt 2).

6. Humoral über den Blutweg wirkt es in unterschiedlichen Organen: In der **Leber** hilft es mit beim Zustandekommen von Glycerol (Rausch) und freien Fettsäuren, aus denen Prostaglandine für die Kontraktion und Erschlaffung der Muskulatur gebaut werden können; ferner hilft es bei der Bereitstellung des Materials zum Bau von Lipidhormonen.

Deren anderer Name lautet „Sexualhormone“. Eine ihrer Vertreterinnen, das E_2 (Östradiol) wirkt z.B. auch anregend auf die Gleitflüssigkeit der Vagina.

Im **Pankreas** fördert Calcium die Freisetzung von Insulin zum Schutz von: Lipidhormonen, Proteinstoffwechsel, Glykogensynthese in der Leber und Zuckertransport in der Skelett- und Herzmuskulatur. Insulin schützt nicht nur die Sexualhormone, es wirkt auch die Verfügbarkeit von Zucker (Energie) in den Zellen und damit auch den Aufbau von Gedächtnismolekülen.

In der **Niere** wirkt Calcium eine Gefäßverengung und damit blutdrucksteigernd (Wachsamkeit und Aktivitätsbereitschaft). Gleichzeitig nimmt die Filtration der Niere und die Blasentätigkeit ab. Die Blutdrucksteigerung, die durch eine verminderte Nierendurchblutung zustande kommt, kann nicht zu einer höheren Filtration der Niere führen im Unterschied zu einer Bluckdruckerhöhung anderer Genese.

Bei einer sexuellen Aktivität, in der Gefühle anwesend sind, findet eine Beteiligung des caudalen Nervenkerngebietes (cNKG) im hypothalamischen Gebiet des Tetra-Rezeptiven-Organs (TRO) statt, also eine „reptiläre“ Aktivität, gleichzeitig mit der aktiven Antwort der ADH-Bildung im Nucleus supraoptikus und paraventrikularis im dortigen rostralen NKG (rNKG) zum Austausch zwischen drinnen und draußen.

Da ist Raum für Gefühle ohne Frontalhirn-Aktivität, und dies hilft mit bei der anschließenden Normalisierung des Blutdrucks.

Waren keine Gefühle dabei, kommt es zum schnellen Absacken des Blutdruckes.

In der **Schilddrüse** kommt es bei Frontalhirn-Entscheidung (also unbewußter) oder geistig bewußter Entscheidung gegen eine sexuelle Aktivität zu einer erhöhten Bildung von Calcitonin, damit zur Calciumsenkung („Schreck in den Knochen“).

In der **Nebenschilddrüse** gebildetes Parathormon setzt das Calcium aus den Knochen frei („oh Schreck laß nach“).

Am **Herzen** schützt das Calcium die Herzmuskelzellen bei Erregungszuständen und fördert dadurch die reizvollen Erregungsfolgen („ein Stein fällt vom Herzen").

In der **Lunge** fördert Calcium die (alveoläre) Durchblutung der Gefäße der Lungenbläschen durch erhöhte Fließgeschwindigkeit aufgrund der vermehrten Flexibilität der Erythrozyten (bessere Verformbarkeit bei Stabilisierung der Membran) und führt damit zu einem erhöhten Gasaustausch („belüftet die Lunge"). Dadurch kann es zu einer harmonischen Gleichatmung zwischen zwei Menschen kommen.

Im **Kopf** erweist sich als wesentlicher Faktor zur erhöhten Gehirndurchblutung die Fähigkeit der Erythrozyten, sich zu verformen. Die Informationen fließen schneller. (Das statifizierende Gegenteil wäre die Unlust-Atmosphäre „ich bin von Kopf bis Fuß auf Grübeln eingestellt".)

Durch Melantonin aus der **Epiphyse** wird Inositol-triPhosphat (IP 3, ähnlich energiereich wie das ATP) aus dem Membranlipid Phosphatidyl-Inositol-Diphosphat freigesetzt, das intrazellulär aus dem endoplasmatischen Retikulum Calcium entläßt. Zusätzlich wird IP 3 durch einen weiteren Phosphorsäurerest zu IP 4, das an der Cytoplasmamembran die interzellulären Calcium-Speicher öffnet. Über die Epiphyse (Einflußnahme auf die Melatoninsynthese) ist dies bewußt auslösbar:

Jede sexuelle Aktivität bedarf des geistigen Entschlusses und geschieht nicht instinktiv oder gar triebhaft.

Man kann auch sagen: „Wenn's in der Epiphyse blubbert, der Geist sich freut und's Herz'l bubbert".

7. Humoral über den **Lymphweg** kommt Calcium im Makron aus dem Knochenmark. Das Makron löst sich auf und daraus entsteht $Ca(NO_3)_2$, $Fe_2\ (CO_3)_3$ und H_3O^+. Das Makron ist eine Verarbeitungsenergie, die mithilft, aus der Bernsteinsäure am entsprechenden Ort das entsprechende Hormon zu bilden. Die Erregungsspannung des Lymphweges bestimmt den Ankunftsort des Makrons, d.h. sexuelle Erregung versorgt sich selbst angemessen.

Sorge um die Versorgungslage unterbricht den Erregungsablauf nerval über die Sympathikotonuserhöhung, wobei die Form des Tuns fortbestehen kann, der Inhalt jedoch über die Verwechslung von Effekt und Intention verlustig geht, d.h.:

Sexuelle Erfüllung ist Effekt sensueller Er-fühlung und nicht Produkt besorgter Intention.

VI.2.7.3. Chlorid (Cl, A[4])

Normbereich: 99-109 mmol/l

Chlorid findet sich vor allem im Inneren der Zellen und dient dort zusammen mit anderen negativ geladenen Teilchen (als wichtigste sind die Proteine zu nennen) zur Aufrechterhaltung des Ladungsgleichgewichtes im Hinblick auf ein angemessenes Membranpotential. Chlorid ist ein negativ geladenes Ion (= Anion), das dabei Lücken („anion-gaps" genannt) ausfüllen kann.

Der Chlorid-Wert bietet direkt ein Maß für die intrazelluläre Substanz. Bei einer Hypochlorämie wird es intrazellulär gebraucht in Folge eines Proteinmangels; bei einer Hyperchlorämie ist es in den Extrazellulärraum gewandert, da intrazellulär eine „Vorratswirtschaft" betrieben wird (z.B. bei „Nesträubern"). Ein Chlorid-Wert im oberen Normbereich oder darüber hinaus ist ein Hinweis auf das „Reptilien-Syndrom" (siehe Nr.V.8.7.1.2.).

VI.2.8. Mineralien und Spurenelemente

VI.2.8.1. Eisen (Fe, A[3])

Normbereich: **12-28 µmol/l**
67-156 µg/dl

Zu einer Verminderung des Serum-Eisens kommt es bei vermehrter Anwendung des „asükl-Syndroms" (Nr.V.8.7.5.2.) wegen eines gesteigerten Verbrauchs im Nucleus ruber. Bei einer Erhöhung wird dort weniger gebraucht, der Serumeisenspiegel steigt bis dahin, daß die überschüssige Menge im RES abgelagert wird, dessen Kapazität dann mit der **Eisen**-Deposition ausgeschöpft wird und so anderen Aufgaben nicht mehr zur Verfügung steht. Dabei werden Funktionen im Bereich der Immunabwehr blockiert, es kommt zu einem Stau im Lymphsystem mit hochgradiger Gefährdung zur Lymphombildung.

Im Nucleus ruber erfolgt die Umsetzung einer Entscheidung in die entsprechende motorische Aktivität. Bei der „asüKl"-Einstellung wird etwas hinzugeschaltet: „ich kann nicht". Das führt zu vermehrtem Eisen-Verbrauch. Im Falle einer Wartestellung wird der Impuls bereits im Neokortex gebremst (verminderter Eisen-Verbrauch im Nucleus ruber). Dieser Mensch klammert sich an den Erhalt des Bisjetzigen. Dabei gibt es die Möglichkeit, daß dieser Mensch das „asüKl-Syndrom" praktizieren läßt, indem er sich aufgrund einer eigenen Entscheidung die Umgebung aussucht, die seine Wartehaltung im Sinne des „asüKl" deutet und ihn versorgt: er muß also auch nicht darauf verzichten.

Der erste Impuls nach der Entscheidung (Area 7) für eine motorische Aktion (Areae 4 und 6) erreicht den Nucleus ruber über den Tractus corticorubralis. Über den Tractus tegmentalis centralis gelangt der umgewandelte Impuls zur Olive und von dort via Kleinhirnrinde zum Nucleus dentatus des Cerebellums und einerseits zurück zu den Areae 4 und 6 des Neokortex (= Rückmeldung), andererseits über das extrapyramidale motorische System in die Peripherie (gamma-Motoneurone). Das Mischungsverhältnis der Aktivität von alpha-Motoneuronen (Pyramidenbahn) und gamma-Motoneuronen ermöglicht eine geordnete und harmonische Bewegung.

VI.2.8.2. Kupfer (Cu, A^5)

Normbereich: **Neugeborene 4,7-8,5 µmol/l**
22,09-53,13 µg/dl
Kinder 12,1-29 µmol/l
75,63-181,25 µg/dl
Männer 12,3-22,4 µmol/l
76,88-140,0 µg/dl
Frauen 13,2-24,6 µmol/l
82,5-153,75 µg/dl

Eine Erhöhung des Kupferspiegels (Hypercuprämie) zeigt einen vermehrten zusätzlichen **Leit-Bedarf**, eine Erniedrigung des Kupferspiegels (Hypocuprämie) einen vermehrten zusätzlichen **Leid-Bedarf**.

Eine Hypercuprämie ist ein Hinweis auf das „Katastrophen-Wächter-Syndrom" (Nr. V.8.7.7.1.).

Eine Hypocuprämie ist ein Hinweis auf die „Katastrophen-Kokettier-Syndrom" (Nr. V.8.7.4.2.).

VI.2.8.3. Magnesium (Mg, A^1)

Normbereich: **0,6-0,9 mmol/l**
1,46-2,18 mg/dl

Magnesium ist ein Antagonist des Calciums. Bei einer Hypomagnesiämie besteht eine erhöhte Krampfbereitschaft, bei einer Hypermagnesiämie ein verminderter Tonus, eine erhöhte „Schlaffbereitschaft").

Bei erhöhtem Magnesiumverbrauch (Hypomagnesiämie) und erhöhten Gamma-1-Globulinen („Nützlichkeits-Syndrom", Nr. V.8.7.5.5.) finden wir Muskelhypertonie (z.B. Rigor mit Verminderung der Eleganz der Bewegung, Muskelhärte (Myogelose], verminderte alpha-Wellen im EEG <wegen der erhöhten subkortikalen Aktivität; Starre hindert am Denken>).

VI.2.8.4. Zink (Zn, A^{Dog})

Normbereich: **11-17 µmol/l**
70-110 µg/dl

Zink ist ein Regenerationsmineral. Der Zinkspiegel sagt folglich etwas über die regenerativen Möglichkeiten dieses Menschen aus.

EXKURS: Beziehungen zwischen Mineralien und Elektrolyten

A. Elektrolytregelkreis

Ca^{++} qual. $^{+}K^{+}$ qual. Na^{+}

Calcium qualifiziert die Kalium-Aktivität über die Membranaktivität; Kalium qualifiziert durch einen Ein- und Ausstrom die Natrium-Konzentration. Natrium zieht Wasser mit.

Cu^{+} qual. Fe^{+++} qual. HCl

Während dieses Qualifizierungsvorganges gibt das Kupfer ein Elektron an das Eisen ab, aus dem dreiwertigen Oxidationsmittel wird ein zweiwertiges Reduktionsmittel (Fe^{++}). Dieser Qualifizierungsvorgang sorgt dafür, daß Sauerstoff nicht durch dreiwertiges Eisen blockiert und dadurch anderen Stoffwechselvorgängen entzogen wird. Gleichzeitig wird überschüssiges Eisen zusammen mit durch parasympathische Verschlüsse entstandenem HCl verbunden und als $FeCl_2$ ausgeschieden. Dabei werden H^{+}-Ionen frei, die sich mit Sauerstoff zu Wasser verbinden und das Natrium unterstützen können: der Statifizierung wird durch Verflüssigung entgegengewirkt. Über diesen Regelkreis wirkt Kupfer auch zur Stabilisierung des Elektrolythaushaltes.

Diese beiden Regelkreise stehen miteinander in Verbindung: Sie wird z.B. wirksam, wenn Natrium an der Zellmembran nicht arbeiten kann. Im wäßrigen Milieu wendet es sich dann dem Chlorid zu und liegt in dissozierter Form vor. Dadurch stehen mehr H^{+}-Ionen zur Verfügung und der pH-Wert sinkt ab (siehe „Club der Wasserabweiser"; „Stimmungsflaute").

Bei zu niedriger Kupferkonzentration kann es im „Club für Abholzwirtschaft" zur Ansammlung von Fe^{+++} kommen, was zu einem erhöhten Calcium-Verbrauch und damit zu einer geringeren Kalium-Qualifizierung und per effectum zu zu hoher Natrium-Qualifizierung führt.

Bei normaler oder auch erhöhter Kupferkonzentration kann es im „Club der Honigsüßen" zu Eisenmangel und zu zu hoher Chlorkonzentration kommen (Zittern, Starre; mögliche Folgen klinisch: Kayser-Fleischer-Corneal-Ring; Morbus Wilson), wodurch der Elektrolytregelkreis umgekehrt wird: Erhöhtes Natrium fordert mehr Kalium und führt per effectum zu erhöhtem Calcium-Bedarf. Die nervale Aktivität ist also erhöht und kann nun zum „Heulbojen-Syndrom" (Nr. V.8.7.5. 4.) führen.

Eine erhöhte Calciumkonzentration führt bei der „Hiatuphilie" (Nr. V.8.7.2.4.) zu erhöhtem Kalium und zu erniedrigtem Natrium: Die Zellmembran kann es nicht fassen, sie wird dicht, Natrium bindet sich an Chlor und wird ausgeschieden: Flaute ist angesagt.

Beim „Lehrmeister-Syndrom" (Nr. V.8.7.5.3.) wird Calcium vermindert verbraucht, Kalium zu wenig qualifiziert und dadurch Natrium niedrig gehalten. An der Zellmembran ergibt sich eine Erhöhung der Reizschwelle, was dazu führt, daß die Kupferkonzentration niedrig, die des Eisen erhöht und die des Chlorids normal sind: Ein geschlossenes System ist entstanden.

Auf das Kupfer wirkt der nachfolgend beschriebene Regenerationsregelkreis. Bei erhöhtem Zink-Verbrauch steigt Kupfer; geringer Zinkverbrauch hält Kupfer niedrig.

Erhöhtes Kupfer weist stets auf einen erhöhten Energiebedarf hin. Es ist Bestandteil des Cytochrom A, das die Elektronen in der Atmungskette transportiert. Hier ist die Nahtstelle zu den nichtelektrolytischen Regelkreisen.

B. Regenerationsregelkreis

Zn dyn. Mg dyn. Phosphor

Zink ist ein Regenerationsmineral und deutet die Fähigkeit zur Regeneration. Es wirkt auf das Magnesium, das die Handlungsfähigkeit des Menschen qualifiziert. Das Magnesium selbst wirkt auf den Phosphorhaushalt, durch den die Aufnahme und Verarbeitung von Energie primär geregelt wird (Licht!).

Dieser Regelkreis ist dem soterischen System zuzuordnen; er kann Regeneration abbilden. Die dynamisierende Wirkung ist quantitätsneutral, es geht um die Qualität der Inhalte. Der Regelkreis hat eine direkte Verbindung zum hormonellen System, per effectum zum nervalen System.

Zn^{++} qual. Cu^{++} qual. Cu^{+} (die Menge der Cu^{++}-Ionen bestimmt die Menge der Cu^{+}-Ionen). Zink sendet jeweils ein Elektron auf Cu^{++}, um sich dann an ein Eiweiß binden zu können und gegebenenfalls im Enzym weiterzuleben.

Cu^{+} gibt ein Elektron an Fe^{+++} ab, wird wieder zu Cu^{++} und kann Cu^{+} ohne Zinkbedarf qualifizieren. Das entstandene Fe^{++} wirkt wie oben beschrieben auf das HCl.

VI.2.9. Eiweißstoffwechsel

VI.2.9.1. Elektrophorese

Normwerte: Gesamteiweiß 65-85 g/l

Albumin 56-66 %

Alpha$_1$-Globulin 2-5 %
Alpha$_2$-Globulin 4-9 %

beta-Globulin 8,5-10,5 %
beta$_1$-Globulin 5,5-6,5 %
beta$_2$-Globulin 3-4 %
gamma-Globulin 11,0-21,03%
gamma$_1$-Globulin 11-21 %
gamma$_2$-Globulin 0-0,03 %

IgA 1,33 +/- 10% µmol/l (2 +/- 10% g/l)
IgD 3,0 +/- 10% mg/dl
IgE 0,0001 +/- 10% µmol/l (= 0,03 +/- 10% mg/dl)
IgG 8,0 +/- 10% µmol/l (= 1200 +/- 10% mg/dl)
IgM 0,111 +/- 10% µmol/l (= 100 +/- 10% mg/dl)

Bei der Betrachtung der Mischungsverhältnisse bietet die Albuminmenge ein Maß für die Substanz; die Globuline bilden einen Schutz gegen Autoaggression, so daß Verwundungs-Tendenzen draußen nicht gegen sich selbst übernommen werden.

Eine Erhöhung der **Albumine** ist typisch für ein „Monokel-Syndrom" (siehe Nr. V.8.7.1.3.).

Albumin dient physiologisch zur Aufrechterhaltung des kolloid-osmotischen (onkotischen) Druckes, und es dient als Transportmittel für Nährstoffe und Elektrolyte, wobei die Bindung der Elektrolyte an Albumin viel lockerer ist als die Bindung an ihre speziellen Transportproteine (= Globuline).

Die **Globuline** lassen sich in sechs Untergruppen einteilen. In der ersten Klammer ist das Syndrom angegeben, bei dessen Agieren typischerweise die entsprechende Globulin-Fraktion erhöht ist, in der zweiten ist das Syndrom angegeben, bei dem sie erniedrigt ist.

alpha$_1$-Globuline:	Schwerenot-Sy (V.8.7.4.1.)	Ka-Ko-Sy (V.8.7.4.2.)
alpha$_2$-Globuline:	Güterzug-Sy (V.8.7.2.2.)	Hiatumanie (V.8.7.6.2.)
beta$_1$-Globuline:	Reptilien-Sy (V.8.7.1.2.)	Big-Mac-Sy (V.8.7.6.1.)
beta$_2$-Globuline:	Ka-Wä-Sy (V.8.7.7.1.)	Spirations-Sy (V.8.7.3.2.)

Liegen beta$_1$- und beta$_2$-Globuline zusammen in einer Welle der Elektrophorese:

beta ⇑:	Heul-Bo-Sy (Nr. V.8.7.5.4.);	beta ⇓: Couchose (Nr. V.8.7.1.5.)
gamma$_1$-Globuline:	Nü-Sy (Nr. V.8.7.5.5.)	Ahnenkult-Sy (Nr. V.8.7.5.1.)
gamma$_2$-Globuline:	Wasserfall-Sy (Nr. V.8.7.7.2.)	
	Initiations-Sy (Nr. V.8.7.1.4.)	

Liegen beide in einer Welle: gamma ⇑: bereits pathologischer Befund; gamma ⇓: Semidynamie-Sy (Nr. V.8.7.3.1.).

EXKURS: Zusammenstellung der wichtigsten Globulinfraktionen:

Alpha$_1$-Globuline

- alpha$_1$-Antitrypsin (Hemmung von Trypsin und anderen Proteasen, gegen die Autolyse; „Akute-Phase-Protein" <Begriff siehe unten>) <5>
- saures alpha$_1$-Glykoprotein (Transport von Progesteron; „Akute-Phase-Protein") <5>
- alpha$_1$-Lipoproteine (HDL-Fraktion; <3>, S.245)
- Anti-Chymotrypsin (Hemmung von Chymotrypsin) <5>

- Bilirubin-bindendes Globulin <4>
- Lysozym (=Protease) -<1>
- Prothrombin (Gerinnungsfaktor II, Vorstufe von Thrombin) <5>
- Thyroxin-bindendes Globulin (Transport von T_3 und T_4) <5>
- Transcobalamin (Vitamin B_{12}-bindendes Globulin) <4> [siehe auch Beta$_1$-Globuline!]
- Transcortin (Transport von Cortisol, Corticosteron und Progesteron) <5>

Alpha$_2$-Globuline

- alpha$_2$-Makroglobulin (Hormon-Transport, Enzymhemmung, Bindung von Proteasen, Transport von Zink-Ionen; „Akute-Phase-Protein“) <1> <2> <5>
- alpha$_2$/prä-beta-Lipoproteine (VLDL) <1> <3>, S.245
- C_1-Esterase-Inhibitor (Hemmstoff der C_1-Esterase, der im Komplementsystem regulierend wirkt) <1>
- Cholinesterase (Spaltung von Cholinestern) <5>
- Coeruloplasmin (Transport von Kupfer-Ionen, Ferroxidase-Aktivität <oxidiert Fe^{++} zu Fe^{+++}>, antioxidativer Effekt auf Lipide der Zellmembran; „Akute-Phase Protein“) <1> <4> <6>
- gamma$_6$-Globulin <2>
- Gerinnung:
- Antithrombin III (Hemmung der Blutgerinnung) <5>
- Plasminogen (Vorstufe von Plasmin, ein eiweißspaltendes Enzym zum Abbau von Fibrin und Auflösung von Blutgerinnseln <Fibrinolyse>, und hält dadurch Blutgefäße und sekretorische Gänge offen) <1> <5> <6>
- alpha$_2$-Antiplasmin (wichtigster Inhibitor des fibrinolytischen Enzyms Plasmin) <6>
- Haptoglobin (Bindung von Hämoglobin; „Akute-Phase-Proteine“) <2> <5>
- aus dem Komplement-System: C1s und C9 <1>
- Retinol-bindendes Globulin (Transport von Vitamin A) <5>
- Vitamin-D-bindendes Globulin (Transport von Calciolen) <5>

Beta-Globuline

- aus dem Komplementsystem: C1r; Properdin (Komplementaktivierung) <1>
- Gerinnung: kleiner Anteil von Fibrinogen (Faktor I der Blutgerinnung, Gerinselbildung Endphase) <1> <6>
- Geschlechtshormon-bindendes Globulin (Transport von Östradiol und Testosteron) <5>
- C-Reaktives Protein (CRP; Aktivierung von Komplement; „Akute-Phase-Protein“) <1> <5>

Beta$_1$-Globuline

- beta$_1$-Lipoproteine (LDL) <3>
- Hämopexin (Häm-Bindung) <1>
- Transferrin (Transport von Eisen-Ionen) <1> <5>
- aus dem Komplementsystem: C3, C4, C5 <1>
- Plasminogen -<1>
- Transcobalamin (Transport von Vitamin B_{12}) <1> <5> [siehe auch Alpha$_1$-Globuline]

Beta$_2$-Globuline

- beta$_2$-Mikroglobulin (ist mit den HLA-Antigenen der Zellmembran assoziiert und bei erhöhter Zellaktivität vermehrt, besonders auch bei Neoplasmen.) <1> <6>
- aus dem Komplementsystem: C3-Proaktivator (durch Oberflächenpolysaccharide) C6, C7 <1>

Gamma-Globuline

- alle Immunglobuline (IgG, IgA, IgM, IgE, IgD) finden sich überwiegend in der Gamma-Globulinfraktion, ein großer Teil reicht auch in die Beta-Fraktion (IgA und IgG sogar bis in die alpha$_2$-Fraktion) <1> <6>
- Properdin <1>
- Fibrinogen (Faktor I der Blutgerinnung <s. oben>) <1>

Gamma$_1$-Globuline

- aus dem Komplementsystem: C8 <1>

gamma$_2$-Globuline

- aus dem Komplementsystem: C1q (bindet an Immunkomplexe) <1>

Als „Akute-Phase-Proteine" werden Plasmaproteine bezeichnet, die bei einer Erhöhung einen diagnostischen Hinweis auf eine akute Entzündungsphase liefern siehe hier VI.2.1.2.
Es werden 3 Gruppen unterschieden:

1. das Coeruloplasmin (alpha$_2$-Globulin) und die C_3-Komponente des Komplement-Systems
2. das saure alpha$_1$-Glykoprotein, alpha$_1$-Antitrypsin, alpha$_1$-Anti-Chymotrypsin, alpha$_2$ Haptoglobin, Fibrinogen, alpha$_2$-Makroglobulin und C1-Esterase-Inhibitor
3. das C-Reaktive Protein (CRP), die Schwangerschaftsproteine SP_2, SP_3 und PAG sowie alpha$_2$-HS-Glykoprotein; ferner Aktivierung fetaler Proteine.

Literaturhinweise:

<1> Roche-Lexikon Medizin, 1993[3]

<2> Robert Duncan Eastham; Interpretation klinisch-chemischer Laborresultate, Dt. Übersetzung; 1981[2]

<3> A.L.Lehninger: Biochemie; 1985[3]

<4> R.F.Schmidt/G.Thews: Physiologie des Menschen, 1997[27], S.415f

<5> J.Koolman/K.-H.Röhm: Taschenatlas der Biochemie, 1998[2], S.262f

<6> L.Thomas: Labor und Diagnose, 1998[5]

VI.2.9.2. Harnsäure (siehe auch VI.2.14.)

Normwerte: Frauen 2,0-4,8 mg/dl
118,96-285,5 µmol/l
Männer 2,0-3,9 mg/dl
118,96-231,97 µmol/l

Der **Harnsäurewert** ist eine Aussage über die Katabolität im Stoffwechsel. Der höhere Testosteron-Spiegel bei Männern fördert eine anabole Stoffwechsellage, so daß wir bei ihnen einen niedrigeren oberen Grenzwert festsetzen als bei Frauen.

EXKURS: Stoffwechsellagen

(bereits in WuL 2/1988 S.,102f erschienen, wird in Noosomatik Bd.II wieder aufgegriffen)

Üblicherweise werden zwei Stoffwechsellagen unterschieden: **katabol** und **anabol**:

Anabol wird gesammelt und katabol wird gelöst und zur Weiterverwendung hergegeben.

In der anabolen Stoffwechsellage werden z.B. Säuren, die katabol als Effekt entstehen, zum Aufbau von Enzymen und auch Gedächtnismolekülen verwendet, die nicht nur für die Proteinversorgung allgemein nützlich sind und zur Anwendung von Wissen im Bewußtsein (zum Denken also) befähigen, sondern auch zur „Bearbeitung" von Hormonen, die ihrerseits auch aus Säuren (Bernsteinsäure) als katabolem Effekt entstehen.

Wir stellen fest: in einem anabolen Raum kann etwas aufgebaut werden aus Produkten kataboler Räume, um mit diesen katabolen Produkten umgehen zu können. Das heißt: Die Wesensgleichheit (die Herkunft aus der gleichen Quelle) ermöglicht den Erkennungsreflex zum wirksamen Umgang z.B. mit Hormonen, die ihrerseits wieder auf die anabolen bzw. katabolen Räume zwecks Selbsterhalt einwirken können.

Anmerkung: Üblicherweise nennt man die Stoffwechsellage abbauend (=**katabol**, das Milieu ist sauer), wenn **am „leben" teilgenommen wird und aufbauend (=anabol)**, wenn „leben" zerstört, genommen, „geklaut" wird und dabei über den Bedarf hinaus gehortet wird.
Wenn dem Wasser (das Symbol für „leben"!) ein H geklaut wird, wird es zu OH^- („Schnaps" und leicht flüchtig): Das gibt es so allein nicht lange, sofort muß etwas anderes herangelagert werden, es ist anziehend (also nur attraktiv).

Es handelt sich bei dieser üblich gewordenen Bezeichnung natürlich um eine aversive Betrachtung von „leben“: Hingabe nennt man Abbau; überleben, Trittbrettfahren und Haben nennt man Aufbau. Diese Benennungen und Handhabungen machen den Menschen zum Objekt: Bis zu einer Unterscheidung von Person und Verhalten darf gedacht werden, jedoch keineswegs weiter; denn nach deren Identifikation können auch Inhalt und Form gleichgesetzt und deshalb verwechselt werden: Die Nichtrichtigkeit des Menschen wird allemal offenbar werden.

Ein erhöhter Harnsäurespiegel weist auf eine Verschiebung des neurovegetativen Gleichgewichtes hin, das Ruhepotential wird dadurch beeinträchtigt. Eine Betonung des Parasympathikus durch Verweigerung der Selbstannahme führt per effectum zu einer erhöhten Aktivität des Sympathikus: Genuine Gefühle werden in Sorge umgewandelt („Sowieso-Fatalismus“ als „Vaterlismus“; siehe auch Noosomatik Bd.I (I.3.17.7 Der Hauptsatz von der Sympathikushypertonie) und Band V-2 S.14, 314, 368 sowie WuL 1/1987, S.20 und WuL 1/1988, S.6). Kommt es zur manifesten Erkrankung mit einem massiven Entzündungsprozeß im Bereich des Bewegungsapparates (Gicht), „sorgen“ die Symptome für die Begrenzung der Dynamik (die Bewegungsfähigkeit wird schmerzhaft eingeschränkt).

Bei einer Erniedrigung des Harnsäurespiegels finden wir die Katabolität unterhalb des angemessenen Niveaus. Der Mensch gebraucht die anabolen Möglichkeiten in weit stärkerem Ausmaß ohne Beteiligung vorhandener Substanz. Der Mensch baut auf, ohne das Aufgebaute wirklich nötig zu haben. Es kommt in umschriebenen Bezirken oder auch generalisiert zur Hypertrophie.

VI.2.10. Fett- und Zuckerstoffwechsel

Normbereiche: **Cholesterin 160-240 mg/dl** (siehe auch VI.2.14.)
4,14 – 6,21 mmol/l
Triglyceride 80-160 mg/dl (siehe auch VI.2.14.)
0,90 – 1,81 mmol/l
Blutzucker (nüchtern) 70-110 mg/dl
3,89 - 6,11 mmol/l

Cholesterin kann verstanden werden als materielle Substanz, **Triglyceride** als materielle Energie.

Bei einer Erhöhung des Cholesterinspiegels bewahrt sich der Mensch verfügbare Substanz als „Rückhaltepotential“; eine Verminderung spiegelt einen vermehrten Abbau aufgrund von Autoaggression wieder.

Eine Erhöhung der Triglyceride im Serum zeigt, daß der Mensch sie dem eigenen Gebrauch verweigert und „anhäuft“ (Verweigerung der Selbstannahme); sie können dann in extrapyramidale Motorik umgesetzt werden. Zu einer Verminderung kommt es außer bei Hungerzuständen auch bei noogen gesteuertem erhöhtem Cortisolspiegel, wobei das Cortisol dann zum Abbau von Triglyceriden zur Verfügung steht.

Als Parameter für Substanz drückt der Cholesterinspiegel die Fähigkeit und Methode aus, in einer lebendigen Kommunikation bei sich selbst zu bleiben: Ein zu niedriger Cholesterinspiegel bildet das Aufzehren eigener Energiequellen ohne Regenerationsmöglichkeit ab. Ein überhöhter Cholesterinspiegel deutet entweder auf Speicherung eigener Substanz mit Hilfe eines Rückhaltepotentials und Vermehrung derselben durch Zufuhr von außen, oder auf den Umbau von Lipidhormonen zu Cholesterin wegen einer unangemessenen Begrenzung sensueller Aktivität.

Anmerkung:

Bei einer Frau mit einem Cholesterinwert **im unteren Normbereich und zu wenig Östrogenen** liegt ein klinischer Befund vor, da sie bereits von ihrer eigenen Substanz zehrt. Sie wird autoaggressiv dagegensteuern: erhöhtes Cortisol - Selbstentzündung oder Immunschwächung (Infektion) und Erkrankungen aus dem rheumatischen Formenkreis liefern Symptome, gegen die ja nun etwas getan werden muß. Mit Cortisol hält sich dieser Mensch am Leben. Zur Cortisolsynthese braucht er Ärger und Schuld (Schuld: parasympathischer Verschluß zur Streßerhöhung und Gegenwehr durch erhöhte Sympathikus-Aktivität). Durch den Geruch der Verwundung kommt diese Synthese verstärkt in Gang.

Wir müssen hier deutlich zwischen Cholesterin als Anzeichen für Substanz und den Triglyceriden als materiellem Energiespeicher unterscheiden. In den Triglyceriden (als neutrale Fette) ist WPa und WPb (die beiden richtungsunterschiedlichen weiblichen Prinzipien -positiv und negativ geladen- die sich zum ungeladenen männlichen fügen (siehe Noosomatik Bd.III) enthalten. Cortisol löst den Abbau von Lipiden aus und wird dabei selbst umgebaut: Aus den Lipiden entstehen 1. Glycerin und 2. freie Fettsäuren, die sich zu Triglyceriden speicherfähig binden. Der weitere Abbau geht einher mit dem Umbau des Cortisols in Keto-Gruppen, Ketosteroide und nach Bedarf Lipidhormonen (auch zum Wiederaufbau von Cortisol verwendbar, das wiederum weitere Lipide umbauen kann usw.).

Der **Blutzucker-Spiegel (BZ)** ist eine Aussage über die noogene Beteiligung bei der Geschwindigkeit der Verarbeitung von zugeführter Energie und Substanz. Bei erniedrigten Werten haben wir es deshalb mit dem **„Ahnenkult-Syndrom"** (Nr. V.8.7.5.1.) zu tun. Ein erniedrigter Blutzuckerspiegel (Hypoglykämie) deutet auf Verhinderung der Regeneration von Gedächtnismolekülen und der durch sie gefüllten Zellen. Er weist auf das Verbot, sich selbst Frucht sein zu dürfen.

Ein erhöhter Blutzuckerspiegel (Hyperglykämie) drückt die Befürchtung einer Katastrophe aus. Mit Anreicherung schnell verfügbarer Energie will man ihr begegnen. Die Erhöhung weist auf das „Ka-Wä-Syndrom" (Nr. V.8.7.7.1.). Bei erhöhten Magnesiumwerten und auch erhöhten Elektrolytwerten tritt über den Effekt der Verkleinerung des Zinkwertes der Diabetes mellitus auf, da Zink, wie eigentlich erforderlich, nicht zum Aufbau von Insulin verwandt wird.

Bleibt der Zinkwert hoch und ist der Magnesiumwert niedrig (bei erhöhter BSG, basal niedrigem TSH [Thyreoidea stimulierendes Hormon] aus dem Hypophysenvorderlappen des Tetra-Rezeptiven-Organs (TRO) mit Wirkung auf die Schilddrüse und normalem TRH [Thyreotropin releasing hormone aus dem Hypothalamus], handelt es sich um den Diabetes glukoacidus, der nach Verarbeitung der „Katastrophe" remittiert werden kann. Der niedrige TSH-Spiegel zeigt, daß das TRH an anderer Stelle arbeitet. Es stimuliert die Prolaktin-Sekretion. Prolaktin hat eine insulin-antagonistische diabetogene Wirkung als Effekt seiner Stoffwechselaktivitäten, die denen des STH (somatotropes Hormon aus dem Hypophysenvorderlappen des TRO) ähneln: Bei hohem Blutzuckerspiegel wird ausreichend oder sogar vermehrt Insulin ins Blut abgegeben, das an den Rezeptoren aber nicht wirken kann. Der Zinkspiegel ist normal oder erhöht, weil in der Bauchspeicheldrüse, dem Pankreas, wenig Insulin gespeichert wird. Es entsteht eine anaerobe Stoffwechsellage. Wir sprechen daher von einem **Diabetes glukoacidus**.

Von **physiologischer Depression** sprechen wir, wenn das Cholesterin, die Triglyzeride, das Gesamteiweiß und die alkalische Phosphatase unter den angegebenen Mindestwerten liegen. Dann ist ein Mensch rein physiologisch (!) nicht in der Lage, aus eigener Initiative seine Befindlichkeit zu ändern. Der Verdacht auf (abgekürzt: V.a.) eine physiologische Depression besteht bereits bei Cholesterin unter 160 und Triglyzeride unter 80.

VI.2.11. Laktat-Dehydrogenase (LDH; siehe auch VI.2.14.)

Norm: bis 165 U/l

Bei einem anaeroben Stoffwechselzustand wird Pyruvat zu Laktat umgewandelt und der Leber zugeführt, d.h. es wird dem Zitronensäure-Zyklus zu wenig Pyruvat zur Energie-Gewinnung zugeführt. Die „Luftlosigkeit" führt zum Ver-Lust von Energie (lust-los). Die LDH „puffert" diesen Zustand eine gewisse Zeit, danach ist der Wert erhöht.

Das „nützliche" Streßhormon STH „unterstützt" die Leber bei der Umwandlung von Laktat in Glukose dadurch, daß es seinerseits den Blutglukose-Spiegel erhöht, aber auch die Insulin-Wirkung blockiert. Ebenfalls gleichzeitig -da Glukose ja nun nicht als Energielieferant zur Verfügung steht- werden freie Fettsäuren mobilisiert und erscheinen vermehrt im Blut mit der Folge, daß die Zellen vermehrt Fette abbauen (zu Keton-Körpern: diese Übersäuerung hemmt die Denkfähigkeit und fördert die energische „Hingabe" an den Unsinn; künstliche Hungersituation). Das STH stimuliert dabei in der Leber die Eiweißsynthese und die Bildung von Somatomedin, was nun bei Erwachsenen als Aggressionsenergie zur Verfügung steht.

VI.2.12. Phosphatasen

Normwerte: **alkalische Phosphatase (aP) 70-170 U/l** (siehe auch VI.2.14.)
(Kinder und Jugendliche in der Wachstumszeit haben Werte bis zu 500 U/l)

saure Phosphatase (sP) **Männer bis 4,7 U/l**
Frauen bis 3,7 U/l

Die alkalische Phosphatase (aP) gibt die Substanz aufbauende Aktivität wieder, die saure Phosphatase (sP) die Substanz abbauende.

Phosphatasen spalten Phosphorsäureester unter Gebrauch von Wasser; die alkalische in alkalischem, die saure in saurem Milieu. Es entstehen Phosphat und „-ole" (Alkohole).

Die aP hat eine große Substratvielfalt und findet sich in Zellen und Körperflüssigkeiten, besonders angereichert in Osteoblasten (Knochenbildner), Nieren- und Darmepithel. Sie reagiert optimal bei pH 8,7 (physiologischer pH = 7,4), sie wird durch Magnesium-Ionen aktiviert (s.a. Regenerations-Elektrolyt-Regelkreis). Eine Erhöhung findet sich bei Erkrankungen der Leber und der Gallenwege, Nieren, Knochen, des Darms, bei akutem Leukozytenzerfall (Leukämie).

Die sP hat ein pH-Optimum von 5-6, d.h. sie reagiert in einem Milieu, in dem überwiegend Katabolität (Säure) herrscht. Sie hat die Fähigkeit, den Transport von Phosphor-Molekülen von einem Molekül auf ein anderes zu katalysieren, d.h. in einem katabolen Milieu dient sie per effectum dem Energie-Erhalt an Örtern, an denen Energie benötigt wird. Es gibt spezielle Iso-Enzyme in Leukozyten, Thrombozyten, Erythrozyten, Knochen und Prostata.

Bei der Betrachtung der Enzymaktivitäten zeigt sich, inwieweit jemand auf (seine) Substanz zurückgreift, die uns zum „leben" im Rahmen der physiologischen Regenerationsfähigkeit zur Verfügung steht. Es gibt z.B. Menschen, die ihre eigene Substanz schonen, so daß sie beim Ausbleiben der gewohnten Substanzlieferung von außen auf das Substanz-Gerüst (die Gerüstsubstanz) zurückgreifen mit den entsprechenden Folgen (Substanz regeneriert selbstverständlich; zur Regeneration des Gerüstes bedarf es zusätzlicher Energie).

VI.2.13. Hormone

VI.2.13.1 Schilddrüsenhormone

Die **Normbereiche** unterscheiden sich von Labor zu Labor und unterliegen starken Schwankungen. **Wir setzen den jeweiligen laborinternen Mittelwert +/- 10 % an.**

Der Wert des **Trijodthyronin (T_3)** zeigt die Nähe zum Zentrum der Aversion eines Menschen, der Wert des **Thyroxin (T_4)** deutet auf die generelle Bereitschaft, in gesteigertem Maße aversiv zu agieren. Bei einer Erniedrigung der Werte jedoch liegt die Haltung vor, weiterhin aversiv als Folge des unterbewußten Systems zu agieren und die „Gefahr" einer Änderung nicht einzugehen („ich brauche nicht").

Die Nähe bzw. Ferne zum Zentrum der Aversion ist Effekt der realen oder gewähnten Identität einer Situation mit der Situation einer Verwundungsschicht, die in frühkindlicher Vergangenheit Auslöser für das Erlernen aversiver Verhaltensweisen gewesen ist.

Hierbei spielen z.B. Furcht, Bravheit und Sorge eine sehr wesentliche Rolle für die Deutung der Schilddrüsenwerte. Hierzu diese Übersicht:

T_3 ↑, T_4 ↑

Es handelt sich um eine **Analogie**, um die Notstandsregelung entsprechend der Abteilung II der Kindheitserlebnisse (siehe Bd.V), ggf mit Aktivierung des Antibildverhaltens.

T_3 ↑, T_4 i.N.

Hier findet sich der **Hinweis auf eine Analogie, die bald akut wird**. Es handelt sich um eine akute Erhöhung der Stoffwechselaktivität ohne Tiefenbeunruhigung im Hintergrund.

T_3 ↑, T_4 ↓

Hier findet sich der Hinweis auf eine Lücke beim „Nachschub", **es droht eine Absenkung der Stoffwechselleistung**, der Vordergrund ist aktiv (vordergründige Aktivität zur Gefahrenabwehr), es kommt aber (im Hintergrund) kein Nachschub, den das T_4 zur Verfügung stellt. Im Gebrauchsfall wird aus T_4 das aktive T_3 gebaut.

Dies kann ein Hinweis darauf sein, daß eine akute Gefahr länger besteht, daß vielleicht länger der Verbrauch erhöht war (schon eine Menge verbraucht ist), daß sogar eine entzündliche Schilddrüsenerkrankung besteht.

Nooanalytisch gesehen besteht hier ein **Furchtpotential,** das sich über **Sorge** äußert: **Schmachimitat** (bei Männern und Frauen): Die Sorge verringert über die parasympathische Gegensteuerung das T_4, das verstärkt die Furcht: Furcht regeneriert nicht.

(vordergründig T_3↑ → akute Situation; hintergründig T_4↓ → versiegende Quelle).

T_3 i.N., T_4 ↑

Dabei ist es genau umgekehrt: Im Vordergrund ist Normalität, aber im Hintergrund findet sich die Aktivität einer **Zukunftssicherungstendenz** mit vermehrter Bereitstellung von T_4. Hier finden wir eine **Erwartungshaltung**. Sie kann sich in das **Erwartungsrecycling** auf A^{Dog} (Vorausurteile; siehe Umgangsdiagramm, Bd.I) fortsetzen, wenn das T_3 sinkt. Dahinter steht die Tendenz von **Existenzfurcht** (siehe T_3 ↓, T_4 ↑).

T_3 i.N., T_4 ↓

Hier finden wir ein **harmonisches Dankbarkeitsbestreben** mit dem Hintergrund, Änderungen „nicht nötig" zu haben, „optimistisches Weltbild" (nach dem Motto: es wird nicht nötig sein, ich werde T_4 nicht gebrauchen → ein Harmoniemodell verbindet sich mit Dankbarkeit).

T_3 ↓, T_4 i.N.

Dabei handelt sich um eine (leichte) parasympathische Aktivität bei ausreichendem Nachschub: $A^5 + A^3 = A^0$. **Furcht + Bravheit** beschreibt die „fromme" **Addition**. In aller Regel überwiegt hier die Humorlosigkeit, deshalb der Tip: Körperliche Bewegung hilft hier (auch).

T_3 ↓, T_4 ↑

Dies ist ein Zeichen für „Coolness" (bis hin zur Minimierung von Gefühlen), die sich mit einer physiologischen Alarmbereitschaft zu beschäftigen hat. Es handelt sich um ein Phänomen von Existenzfurcht, die überspielt wird.

T_3 ↓, T_4 ↓

Hier ist entweder:

1. das harmonische Bedürfnis irritiert, der Parasympathikus ist (stark) erhöht, **Furcht + Schuld/Angst = Sorge**. Das Magnesium ist dann erhöht zur Selbstberuhigung; es sind auch motorische Probleme zu erwarten, die zu einer Art Selbstbegrenzung führen. Hier finden wir oft einen Urinbefund als Abgabe von Schätzen, die für die Regeneration gebraucht werden. Oder

2. **Furcht verbindet sich mit einer dogmatischen Weltsicht** (durch Vorausurteile getarnte Konkretion der Furcht) **zum „Ja-aber"** (Not). Es handelt sich hier um eine unheilsprophetische Einstellung, die gelegentlich auch als Frömmigkeitsbeweis interpretiert wird. Die eigene Handlungsfähigkeit wird in Not umgewandelt, hier kann dann „privates Recht" angewendet werden. Bei Männern führt diese Addition zu einer trüben Stimmung mit dem Versuch, sich innerlich zu verschließen, um Festigkeit zu demonstrieren. Oder es handelt sich

3. um eine **inverse Analogie**, die Schilddrüse ist in Gefahr (sie wird in ihrer Tätigkeit herabgesetzt), es könnte zu einer Autoimmunerkrankung kommen: Anteile des Selbst (Anteile der ganz normalen Tätigkeit der Schilddrüse) werden als Antigen gedeutet und Antikörper gegen ganz normale Tätigkeiten der Schilddrüse produziert. „Ich brauche nicht" lautet das Motto dieser aversiven Verweigerung. Sie wird ausgedrückt als „Zufriedenheit mit dem, was da ist", Wunschvorstellungen sind erfüllt, und die Ergebnisse sollen gesichert werden.

VI.2.13.2. Luteinisierendes Hormon (LH) basal

Normbereich:

Kinder:	**(präpuberal) 1-3,5 mU/ml**
Männer:	**3,5-11 mU/ml (ideal 9)**
Frauen:	**Follikelphase 3,5-60 mU/ml**
	Ovulationsphase 60-100 mU/ml
	1.Lutealphase 60-25 mu/ml
	Trophealphase 25-2 mU/ml
	2.Lutealphase 25-5 mU/ml
	in der Schwangerschaft 2-3,5 mU/ml
	Postmenopause 20-100 mU/ml

VI.2.13.3. Testosteron (T)

Normbereich:

Männer:	**5-10 µg/l**
Frauen:	**0,2-1,0 µg/l**

VI.2.13.4. Progesteron (P)

Normbereich:

Männer:	**bis 0,45 µg/l**
Frauen:	**Follikelphase 0,1-2,5 µg/l – 0,32-7,95 nmol/l** **1.Lutealphase 2,5-21 µyg/l – 7,95-66,78 nmol/l** **Trophealphase 21-28 µg/l – 66,78-89,04 nmol/l** **2.Lutealphase 21-0,1 µg/l – 66,78-0,32 nmol/l** **in der frühen Schwangerschaft ca. 40 µg/l – 127,2 nmol/l** **in der späten Schwangerschaft ca.130 µg/l – 413,4 nmol/l** **1.Tag nach Entbindung ca. 20 µg/l – 63,6 nmol/l** **Postmenopause 0-0,2 µg/l – 0-0,64 nmol/l**

VI.2.13.5. Östradiol (E_2)

Normbereich:

Männer:	**„Klaustralphase" 6-32 ng/l** **Vitalphase 32-46 ng/l** **„Kolossalphase" über 46 ng/l** **als „normal" (vital) kann gelten: 110-400 pmol/l**
Frauen:	**präpuberal 10-25 ng/l** – **37-92 pmol/l** **Follikelphase 25-150 ng/l – 92-551 pmol/l** **Ovulationsphase 150-450 ng/l – 551-1652 pmol/l** **1.Lutealphase 250-25 ng/l – 918-92 pmol/l** **Trophealphase 30-300 ng/l - 110-1100 pmol/l** **2.Lutealphase 300-25 ng/l – 1100-92 pmol/l** **Postmenopause bis 14 ng/l** – bis 51 pmol/l

Die **Follikelphase** bezeichnet die Phase vom 1. bis 13.Tag des normalen 28-tägigen Menstruationszyklus (Heranreifen des oder der Follikel), gerechnet ab dem 1.Menstruationstag. Die **Ovulationsphase** ist die Zeit des Eisprungs, bei einem 28-tägigem Zyklus am 14.Tag, meist 14 Tage vor dem nächsten 1.Menstruationstag (auch bei kürzerem oder längerem Zyklus). Hiernach folgt die **1. Lutealphase**, in der der nun offene Follikel durch progesteronproduzierendes Gelbkörpergewebe gefüllt wird (15.Tag bzw. ein Tag nach dem Eisprung). Nach der 1.Lutealphase kommt es zu einem Anstieg des LTH / luteotropes Hormon, Prolaktin) mit dem Ziel, die Mammae auf eine möglicherweise zu erwartende Versorgung einzustellen: dies bezeichnen wir als **Trophealphase** (16. bis 18. Tag des normalen Zyklus). Ist keine Befruchtung eingetreten, schließt sich ab dem 19.Zyklustag bzw. 5 Tage nach dem Eisprung die **2.Lutealphase** an, die bereits die Menstruation vorbereitet.

Zur Menstruation (siehe auch Noosomatik Bd.IV):

Eine Zyklusdauer von 28 Tagen ist das Normale. Bei einer Dauer von 26 Tagen und weniger liegt eine vermehrte Qualifizierung des weiblichen Prinzips durch das männliche Prinzip vor; es wird „etwas" zusätzlich hinzugefügt (Naivschalter 2.Seite).

Bei einer Dauer von 30 Tagen und mehr liegt eine Betonung des weiblichen Prinzips vor; es werden vermehrt Östrogene gebildet und nicht rechtzeitig qualifiziert, also „etwas" nicht rechtzeitig hinzugefügt (Naivschalter 1.Seite).

Bei den Hormonen müssen die Mischungsverhältnisse angesehen werden. Es gilt:

T qual(ifiziert) P qual(ifiziert) E_2

Ist T hoch, sinkt das P und E_2 steigt. Ist T niedrig, steigt P und E_2 sinkt.

Im Fettgewebe, Bindegewebe und Muskelgewebe stimuliert der Sympathikus eine Umwandlung von Testosteron in Östradiol. Die Relation von E_2 zu T sagt etwas aus über die Sympathikusaktivität.

Im Blut werden die Steroidhormone an speziellen Globulinen (und zum Teil auch an Albumin) transportiert; sie induzieren die Produktion ihrer eigenen Transport-Globuline. Es werden jeweils Testosteron und Östrogene mit dem gleichen Eiweiß -dem sex-hormone-binding-globuline- und Progesteron und Glucocorticoide mit dem gleichen Eiweiß -dem Transcortin-transportiert.

Betrachtung von Mischungsverhältnissen bei Männern

LH	T	E_2	Deutung
i.N.	⇓	⇑	Es wird autoaggressiv gegen das eigene männliche Prinzip agiert; per effectum wird das weibliche Prinzip betont. Es handelt sich um ein nerval agiertes Hyperdynamie-Phänomen. Die Annahmebereitschaft ist vermindert und die Eigenversorgungsleistung ist erhöht: Isolationsphänomen.
i.N.	i.N.	⇑	Dynamische Lebensstil-Aktivität.
⇑	⇓	⇑	Die TRO-Aktivität ist erhöht. Es liegt eine **Hyperdynamie** mit (vermutlich) pränataler Verwundung vor.
⇑	⇑	⇓	Mit Hilfe des männlichen Prinzips wird gegen das weibliche Prinzip gekämpft. Es liegt eine Hyperathymie maxima vor.
⇓	⇓	⇑	Die Konstellation deutet auf eine Hyperdynamie hin.

⇓	⇓	⇓	Es handelt sich um die Werte eines Mannes, der - bildlich gesprochen - „im Parterre wohnt und sich mit einer Fahrgemeinschaft in das im Parterre liegende Büro mitnehmen läßt. Bei ihm sind Hausbesuche erforderlich“.

Betrachtung von Mischungsverhältnissen bei Frauen

LH	**T**	**P**	**E_2**	**Deutung**
⇓	⇑	i.N.	(⇓)	P qual. T mit dem Ziel, den Östrogenanteil zu retten.
(⇓)	i.N.	⇓	⇑	Betonung des weiblichen Prinzips auf Kosten des männlichen Prinzips.
i.N.	⇓	⇑	(⇑)	Bekämpfung des männlichen Prinzips; per effectum Betonung des weiblichen Prinzips: Hyperdynamie.
⇑	⇓	i.N.	⇑!	Diese Konstellation zeigt die Auswirkung einer Hyperdynamie mit einer A^4-VA.
⇓	⇑	⇓	⇓	Dieses Mischungsverhältnis deutet auf eine Hyperathymie (-maxima oder -media <siehe Noosomatik Bd.V, S.173>) hin.

VI.2.13.6. Cortison

Normbereich: **9 Uhr: 5-22 µg/dl (135-605 nmol/l)**
16 Uhr: 2-12 µg/dl (55-330 nmol/l)
24 Uhr: abhängig von der Lebenseinstellung

Die Plasma-Cortisol-Konzentration ändert sich in einem zirkadianen Rhythmus (im Tagesrhythmus). Ein großer Teil von Cortisol ist an Protein gebunden; die Proteinsättigung ist erreicht bei einer Plasma-Cortisol-Konzentration von 20-25 µg/dl (= 550-690 nmol/l). In der Gravidität steigt der Cortisol-Spiegel an, um Östrogen ohne Testosteron begrenzen zu können.

Cortisol hat eine geringe mineralcorticoide Wirkung (Na-Rückresorption). Es ist ein Antagonist des Insulins; es fördert den Zuckeraufbau aus Eiweiß und hemmt dabei die Zuckerverwendung; es hemmt die Proteinsynthese und fördert den Proteinabbau. Der **katabole Effekt** wirkt vor allem im Thymus und in anderen lymphatischen Organen (ihr Gewicht nimmt ab). In Leber und Nieren fördert Cortisol die Proteinsynthese von Enzymen, die es zu seiner Wirkung benötigt. In der quergestreiften Muskulatur fördern kleine Dosen die Proteinsynthese, große hemmen diese.

Cortisol wirkt auch lipolytisch (Fettdepots abbauend).

Cortisol hat eine entzündungshemmende Wirkung. Bei einem Selbstentzündungssyndrom (siehe oben und WuL 1/1988, S.10ff) wird es vermehrt freigesetzt. Reicht die endogene Bereitstellung nicht aus, kommt es zur Symptommanifestation, die durch exogene Zufuhr von Cortison gemildert werden kann. Das Cortisol wird dabei endogen zu anderen Wirkungen benötigt, exogenes (Cortison) kann dahin abgezogen werden; es kann zur Cortison-Sucht kommen. Cortisol hat stimulierende Wirkung auf das Allgemeinbefinden, es vermindert das sogenannte Krankheitsempfinden. Es wird bei Streß, Schreck und Schock ausgeschüttet.

Cortisol wirkt antiphlogistisch (entzündungshemmend) durch Verminderung der Kapillardurchlässigkeit, unterdrückt die Proliferation (Wucherung) von Bindegewebszellen (Fibroblasten), es stabilisiert die Lysosomen („Verdauungsorganellen"), es kann Kollagen-Verlust („Klebe-Effekt": Das Verbleibenwollen in einer Situation, die Nähe zur Verwundung assoziiert und die Lernfähigkeit blockiert) verursachen.

Cortisol-Wirkung auf die Blutzellen: Lymphopenie (Verminderung der Lymphozyten), Granulozytose (Vermehrung der Granulozyten), Eosinopenie (Verminderung der Eosinophilen), Polyzythämie (Vermehrung der roten Blutkörperchen) und Thrombozytose (Vermehrung der Blutplättchen).

Cortisol hemmt die Calcium-Aufnahme im Darm, so daß Calcium aus dem Knochen mobilisiert wird mit der Folge der Osteoporose.

Cortisol ist <u>das</u> katabole Hormon. In bestimmten Situationen ist es angemessen zur Bereitstellung von Energie. Es hilft zum Überleben.

Auf Dauer dogmatisiert der erhöhte Wert (Hypercortisolismus) eine Überlebenssituation auf Kosten der Regeneration (Antagonist des Insulins). Ein erniedrigter Wert (Hypocortisolismus) ist Bestandteil der „Couchose" (siehe Nr. V.8.7. 1.5.), bei der die Entzündungsreaktion begrenzt wird.

VI.2.14. Wichtige Speicherformen (Zusammenstellung)

1. <u>Granulozyten</u> erniedrigt: Es ist genug Potential und Substanz da, die aber nicht angewendet werden. Die Lymphozyten werden nicht eingesetzt und agieren auf Kosten der Granulozyten. Hier haben wir es mit einer allgemeinen dogmatischen Orientierung zu tun, wie mit Substanz umzugehen ist: „Laß andere ihre Substanz verbrauchen." (A^{Dog}).

2. <u>Alkalische Phophatase</u> (aP) erhöht: Die saure Phophatase ist für den Umbau zuständig, katabol, lysosomal, „allzweck" - auch in luftlosen Phasen. Die AP wirkt aufbauend, in basischem Milieu. Ist sie erhöht, wird gespeichert, „laß andere bauen". Ist sie erniedrigt, wird viel aufgebaut, und es steht nur noch wenig zur Verfügung. (A^0).

3. <u>Cholesterin</u> (Chol) erhöht: Befindet sich zuviel Chol. im Blut, verringert sich die Flußgeschwindigkeit des Blutes, ist das Chol. verringert, besteht eine Begrenzung, das Suizidrisiko steigt. Chol. stellt sich als Fiktionsmaß dar. Normwert für Erwachsene 160 – 240 mg/dl. Chol. ist für den Bau von Steroidhormonen, Gleitstoffen, Membranen (Durchlässigkeit!) wichtig.(A^1).

4. <u>Laktatdehydrogenase</u> (LDH) erhöht: Die LDH wird vermehrt gebraucht bei anaerober Lage: Luftlosigkeit, Lustlosigkeit, Humorlosigkeit. Hier haben wir es mit einer Notbremse zu tun: Konstruierte Not. (A^2)

5. Triglyceride (Trigl.): Sind sie erhöht, werden die eigenen Energiespeicher sehr geschont - „laß andere ihre Energie einsetzen", sind sie erniedrigt, wird über Gebühr Energie verbraucht (A^3).

6. Harnsäure (HS) erhöht: Die eigene Kapazität wird für die Bioproteinsynthese nicht eingesetzt: „Laß andere liefern, ich bin mit mir selbst beschäftigt". (A^4).

7. Thrombozyten erhöht: Dies weist auf einen Abdichtungsvorgang gegenüber möglichen Gefahren. Wir können die Thrombozyten auch als Furchtspeicher (A^5) betrachten. Wenn sie zu niedrig sind, liegt eher ein euphorisch-naives Weltbild vor („unverwundbar") oder eine Problemsucht.

Vor der Menstruation sind die Werte physiologisch leicht erhöht, danach leicht erniedrigt.

8. Gesamteiweiß (GE) erniedrigt: In diesem Zusammenhang sind Sklerose, Humorlosigkeit, Allergien u.a.m. zu betrachten. Eine leichte Eiweißerhöhung ist kein Problem und erweitert die Möglichkeiten. Zu niedrige Werte sind problematisch. Die paraphrene Blockierung geht mit Eiweißverlust einher: Erinnerungsfälschung, Megalomanie.

VI.2.15. Laborparameterangaben der Syndrome:

Ein Syndrom liegt dann vor, wenn mindestens drei Parameter nachzuweisen sind. Bei Syndrom-Kopplungen treten Varianten bei einzelnen Werten auf. Dann reichen jeweils zwei, allerdings unterschiedliche, Parameter zum Nachweis der korrelierenden Syndrome.

V.8.7.1.1. Inversions-Syndrom (ugspr. „Sargdeckel-Syndrom") A^{Dog}
Befunde: Na ⇑, K (⇓), Ca ⇑, Cortisol ⇑!, gamma$_1$-Globuline ⇓

V.8.7.1.2. Reptilien-Syndrom A^{Dog}
Befunde: Cl (⇑), Harnsäure ⇑, beta$_1$-Globuline ⇑
Bei „gespieltem" Reptilien-Syndrom zusätzlich:
Cortisol ⇑, Cholesterin ⇑, Eosinopenie

V.8.7.1.3. Monokel-Syndrom A^{Dog}
Befunde: Albumin ⇑, g-GT ⇓, Kreatinin (⇑); RR ⇓

V.8.7.1.4. Initiations-Syndrom (ugspr. „Bombenleger-Sy") A^{Dog} (zielt auf A^2)
Befunde: Cu ⇓, Mg (⇑), gamma$_2$-Globuline ⇓, K u. Na i.N.

V.8.7.1.5. Couchose A^{Dog}
Befunde: beta-Globuline ⇓, K ⇓, Na ⇓, Cortisol ⇓, Ca ⇑,
Mg ⇑, LH ⇓, Vagotoniezeichen im EKG

V.8.7.2.1. Probanden-Syndrom (ugspr. „Oma-Syndrom") A^0
Befunde: T_4 ⇑, K ⇓, Ca ⇓, Fe ⇑, Hb ⇑
Zusätzlich (Probanden-Sy verstärkt): Trig ⇓, P ⇓, sehr tüchtig als Vorstufe in Richtung Nü-Tro-Sy!

V.8.7.2.2. Güterzug-Syndrom A^0

Befunde: $alpha_2$-Globuline ⇑, K ⇑, Na ⇑
Ein Unterscheidungshinweis zwischen vorhandenem Gehirnphysiologischen Schalter und Gehirnphysiologischem Schalter-Verhalten ist die relative Granulozytose, die bei aktivem Gehirnphysiologischen Schalter-Verhalten (im Unterschied zur noogen orientierten Routine) beobachtet werden kann.

V.8.7.2.3. Traumaphilie (Beschluß: A^0, Aktivität: A^2)

Befunde: Männer: Erys ⇑, Hb ⇑, Fe ⇑, Leukos ⇓
Frauen: Erys ⇓, Hb ⇓, Fe ⇑, Thrombos ⇓

V.8.7.2.4. Hiatuphilie A^0

Befunde: Na ⇓, K ⇑, Ca ⇑, Cl ⇑, $alpha_2$-Globuline ⇑, RR ⇓
Vagotonie

V.8.7.3.1. Semidynamie-Syndrom (ugspr. „Hampel-Sy") A^1

Befunde: K ⇓, Na ⇑, Ca i.N. bis ⇓, gamma-Globuline ⇓
Je niedriger das Ca, desto „hampeliger" das Verhalten.

V.8.7.3.2. Spirations-Syndrom (ugspr. „Schneller-Brüter-Sy") A^1

Befunde: $beta_2$-Globulin ⇓, K ⇑, Na i.N., T_3 ⇓, LDH ⇑

V.8.7.3.3. Deponie-Syndrom (ugspr. „Spurenleger-Sy") A^1

Befunde: K ⇑, Na (⇓)T_3 i.N., T_4 ⇑, Ca (⇑)

V.8.7.3.4. Sprungfeder-Syndrom A^1

Befunde: Na ⇑, Histamin ⇑, E_2 ⇑, BZ (⇑)
(dazu in der Regel Zeichen der A^4 VA)

V.8.7.3.5. Fütterungs-Syndrom A^1

Befunde: im Urin: Aceton ⇑, pH unter 5,2

V.8.7.3.6. Boykott-Sabotage-Syndrom A^1

Befunde: Unregelmäßigkeiten im EEG (beta⇑, theta)

V.8.7.3.7. Hablieber-Syndrom A^1

Es gibt vier Unterformen dieses Syndroms. Das Gemeinsame ist das Phänomen des Rückhaltepotentials („Retentiophilie"), Begrenzung und Verwechslung von „lieben" und „haben".

<u>Gemeinsame Befunde</u>: Cholesterin ⇑, Thrombozyten ⇑, Fe ⇓

V.8.7.3.7.1. Annektoria nervosa

Zusätzliche Befunde: Cu ⇓, K ⇑ bis (⇑), Na (⇓), Cl (⇑); es besteht auch eine erhöhte Sympathikusaktivität

V.8.7.3.7.2. Annektoria gloriosa A^0-Aktion auf A^1

Zusätzliche Befunde: Albumin ⇓, Gesamteiweiß (⇓)

V.8.7.3.7.3. Anorexia nervosa A^1 + A^3-Aktion

Zusätzliche Befunde: Harnsäure (⇑), Kreatinin (⇑),T_3 ⇑

V.8.7.3.7.4. Bulimia A^1 + A^2-Aktion

Zusätzlicher Befund: Verlangsamung der beta-Wellen im EEG

V.8.7.4.1. Schwerenot-Syndrom (ugspr. „Trübe-Tasse-Sy") A^2

Befunde: alpha$_1$-Globuline ⇑, K ⇑, Na ⇓, Ca ⇑, HS ⇑, Mg ⇑, Chol ⇑, g-GT ⇓, RR ⇓; LH ⇓

V.8.7.4.2. Ka-Ko-Syndrom (Katastrophen-kokettier) A^2

Befunde: Cu ⇓, Zn i.N., Mg ⇑, alpha$_1$-Globuline ⇓, Fe ⇑, K ⇑, Na ⇓

V.8.7.5.1. Ahnenkult-Syndrom (ugspr. „Opa-Sy) A^3

Befunde: BZ ⇓,Triglyceride ⇑, Harnsäure ⇑, Na ⇓, K ⇑, gamma$_1$-Globuline ⇓, RR ⇓, Bilirubin ⇑

V.8.7.5.2. AsüKl-Syndrom („Arme/r süße/r Kleine/r") A^3

Befunde: Fe ⇓, Harnsäure ⇑, RR ⇓, LDH ⇑; bei Frauen T ⇑

V.8.7.5.3. Lehrmeister-Syndrom A^3

Befunde: Ca ⇑, K ⇑, Na (⇓), per eff Cu ⇓, Fe (⇑), Mg ⇑, Bilirubin ⇑

m: E_2 ⇓; w: P ⇓

V.8.7.5.3.1. social-freak-illness

V.8.7.5.4. Heulbojen-Syndrom A^3

Befunde: Fe ⇓, Cl ⇑, Na ⇑, Ca ⇑, beta-Globuline ⇑

V.8.7.5.4.1. Parathymie

V.8.7.5.5. Nützlichkeits-Syndrom (ugspr. „Nützlicher-Trottel-Sy") A^3

Befunde: gamma$_1$-Globuline ⇑, Cholesterin ⇑, T_4 ⇓, K ⇑, Na ⇑

V.8.7.5.6. Corticogene Depression (ugspr. „fotogene Depression") A^3
(ironisch auch „postmortale Rekonvaleszenz" genannt)

Befunde: keine!

V.8.7.6.1. Big-Mac-Syndrom A^4

Befunde: beta$_1$-Globuline ⇓, Cholesterin ⇑, Cortisol (⇑), Cl(⇓)

V.8.7.6.2. Hiatumanie A^4

Befunde: alpha$_2$-Globuline ⇓, Na ⇑, K (⇓), Ca ⇓, Cl (⇓); RR ⇑

V.8.7.7.1. Ka-Wä-Syndrom („Katastrophenwächter") A[5]
Befunde: BZ ⇑, Cu ⇑, $beta_2$-Globuline ⇑, LH ⇑, Serotonin ⇑

V.8.7.7.2. Wasserfall-Syndrom A[5]
Befunde: $gamma_2$-Globuline ⇑ (=IgM), Hk ⇓, Na ⇑, MCV ⇑!, Zn ⇓; RR ⇑

Literaturverzeichnis

Ackermann, Theodor: Physikalische Biochemie. Grundlagen der physikalisch-chemischen Analyse biologischer Prozesse, 1992.

Alberts, Bruce/Bray, Dennis/Lewis, Julian/Raff, Martin/ Roberts, Keith/Watson, James D.: Molekularbiologie der Zelle, 2.Aufl., 1990.

Alkon, Daniel L.: Memory's Voice. Deciphering the Mind-Brain Code. 1994.

Alpert, Joseph S./Francis, Gary S.: Der akute Myokardinfarkt, 1982.

Amelang, Manfred/Krüger, Claudia: Misshandlung von Kindern. Gewalt in einem sensiblen Bereich, 1995.

Anemueller, Helmut (Hrsg.): Lebensmittelkunde und Lebensmittelqualität in der Ernährungsberatung. 1993.

Asaël, Thomas Georg: Neurologische Rehabilitationsbehandlung von schädelhirnverletzten Kindern und Jugendlichen. Inauguraldissertation zur Erlangung des medizinischen Doktorgrades der Medizinischen Fakultät der Albert - Ludwigs - Universität Freiburg im Breisgau. Abteilung Neuropädiatrie und Muskelerkrankungen. 1995.

Asshauer, Egbert: Heilkunst vom Dach der Welt. Tibets sanfte Medizin, 1993.

Augustin, M./Schmiedel,V. (Hrsg.): Naturheilkunde (in: Praxisleitfaden hrsg. v. A.Schäffler u. U.Renz, Lektorat S.Engelhardt). 2.,neubearb. Aufl., 1994.

Baenkler, Hanns-Wolf: Checkliste Immunologie, in Checklisten der aktuellen Medizin, herausgegeben von Sturm, Alexander/Largiader, Felix/Wicki, Otto, 1992.

Balint, Michael: Der Arzt, sein Patient und die Krankheit, 1970.

Baltzer, Jörg/Mickan, Harald: Gynäkologie. Ein kurzgefaßtes Lehrbuch, 5., neub. und erw. Aufl., 1994.

Bartels, Heinz/Bartels, Rut: Physiologie. Lehrbuch und Atlas. 6., überarb. Aufl., 1998.

Baudet, Jean-Henri/Seguy, Bernard/Aubard, Yves: Révision accélérée en gynécologie. 4éme édition, 1992.

Bauernfeind, Adolf/Shah, Pramod M. (Hrsg.): Lexikon der Mikrobiologie und Infektiologie, 2., vollkom. neu bearb. u. erw. Aufl., 1995.

Beaumont, J.Graham: Einführung in die Neuropsychologie, 1987.

Becker, Udo/Ganter, Sabine/Just, Christian (Red.): Lexikon der Biologie, 6 Bde. u. ein Ergänzungsbd., 1994.

Becker, Volker/Schipperges, Heinrich: Entropie und Pathogenese. Interdisziplinäres Kolloquium der Heidelberger Akademie der Wissenschaften, 1993.

Benner, Klaus-Ulrich/Snell, Richard S.: Klinische Anatomie, Atlas und Textbuch, 1988.

Berger, Michael (Hrsg.): Kompendium der klinischen Untersuchung, 1992.

Berlit, Peter: Neurologie, 2.korr.Aufl., 1991. 3.,vollst.neu bearb.Aufl., 1994.

Binder, Hans (Hrsg.): Macht und Ohnmacht des Aberglaubens. Magie - Wissenschaft - Pseudowissenschaft, 1992.

Black, Ira B.: Symbole, Synapsen und Systeme. Die molekulare Biologie des Geistes, 1993.

Bock, H.-E./Kaufmann, W./Löhr, G.-W.: Pathophysiologie, 3.Aufl., 1985.

Bolander, Franklyn F.: Molecular Endocrinology. San Diego, 1989.

Bosch, Volker: Das Halten von Informationen im Arbeitsgedächtnis: Dissoziationen langsamer corticaler Potentiale. MPI SERIES in Cognitive Neuroscience 3, 1999.

Bösel, Rainer: Biopsychologie der Emotionen, 1986.

Bottéro, A./Canoui, P./Granger, B.: Révision accélérée en psychiatrie de l'adulte, 1992.

Bräutigam, Walter (Hrsg.): Medizinisch-Psychologische-Anthropologie, 1980.

Bräutigam, Walter/Christian, Paul: Psychosomatische Medizin. Ein kurzgefaßtes Lehrbuch. 4., neub. Aufl., 1986.

Breidbach, Olaf: Expedition ins Innere des Kopfes. Von Nervenzellen, Geist und Seele, 1993.

Breidung, Ralph/Hager, Klaus: Innere Medizin systematisch. 1.Aufl., 1995.

Breuer, Hans: dtv-Atlas zur Chemie. Band 1, Allgemeine und anorganische Chemie. 5.Aufl., München, 1990.

Breuer, Hans: dtv-Atlas zur Chemie. Band 2, Organische Chemie und Kunststoffe. 4.Aufl., München, 1989.

Bruggencate, Gerrit ten: Medizinische Neurophysiologie, 1984.

Bucher, Otto/Wartenberg, Hubert: Cytologie, Histologie und mikroskopische Anatomie des Menschen, 11.Aufl., 1989.

Buddecke, Eckhart: Grundriss der Biochemie. Für Studierende der Medizin, Zahnmedizin und Naturwissenschaften. 9., neubaearb. Aufl., 1994.

Bühring, Malte/Kemper, Fritz H. (Hrsg.): Naturheilverfahren und unkonventionelle medizinische Richtungen, (Loseblattsammlung), ab Juli 1992.

Bünte, H./Domschke, W./Meinertz, T./Reinhardt, D./Tölle, R./Wilmanns, W. (Hrsg.): Therapiehandbuch, 4.Aufl., (Lose-Blatt-Sammlung); 1996.

Burger, Artur/Wachter, Helmut:

Busse, Rudi (Hrsg.): Kreislaufphysiologie, 1982.

Campbell, Peter N./Smith, Anthony D.: Atlas und Lerntext der Biochemie. 1.Aufl., 1985.

Canavan, Anthony G.M.: Klinische Neuropsychologie, 1990.

Christen, Barbara: Die Rolle der rechten Hirnhälfte im Verständnis von Phraseolexemen mit und ohne Kontext (in: Zürischer Germanistische Studien, hrsg. von Böhler, Michael/Burger Harald/Matt, Peter/ Stadler, Ulrich. Bd.45), Dissertation; 1995.

Christian, Paul: Anthropologische Medizin. Theoretische Pathologie und Klinik psychosomatischer Krankheitsbilder, 1989.

Classen, Meinhard/ Diehl, Volker/ Kochsiek, Kurt: Innere Medizin. 4.neu bearbeitete Aufl., 1998.

Collier, Juditha: Oxford Handbuch der klinischen Medizin 2 <<Clinical Spezialities>>, 1991.

Cramer, Friedrich (Hrsg.): Erkennen als geistiger und molekularer Prozeß. 1991.

Crapo, Lawrence: Hormone. Die chemischen Boten des Körpers. 3.Aufl., 1988.

Danzer, Gerhard: Psychosomatik. Gesundheit für Körper und Geist. Krankheitsbilder und Fallbeispiele. 1998.

Deetjen, Peter/ Speckmann, Erwin-Josef (Hrsg.): Physiologie. plus CD-ROM mit Prüfungsfragen, Glossar, Literatur und allen Abbildungen. 3.,völlig neu bearbeitete Aufl., 1999.

Degkwitz, K./Helmchen, H./Kockott, G./Mombour, W. (Hrsg.): Diagnoseschlüssel und Glossar psychiatrischer Krankheiten. Deutsche Ausgabe der internationalen Klassifikation der Krankheiten der WHO ICD (= International Classification of Diseases), 9.Revision, Kapitel V. Im Auftrag der Deutschen Gesellschaft für Psychiatrie und Nervenheilkunde (DGPN), 1979

Delmare, Jacques: Dictionnaire abrégé des termes de médecine. 2éme édition, 1996.

Deppert, Wolfgang/Kliemt, Hartmut/Lohff, Brigitte/Schafer, Jochen (Hrsg.): Wissenschaftstheorien in der Medizin. Ein Symposium. 1992.

Die Neuraltherapie nach Huneke (aus der wisssenschaftlichen Abteilung der PASCODE Pharmazeutische Präparate GmbH; o.J., o.A.).

Dittmar, Friedrich W./Loch, Ernst-Gerhard/Wiesenauer, Markus (Hrsg.): Naturheilverfahren in der Frauenheilkunde und Geburtshilfe. Grenzen und Möglichkeiten. 1994.

Drews, Ulrich: Taschenatlas der Embryologie, 1993.

Droese, Manfred: Punktionszytologie der Schilddrüse. Atlas und Handbuch (Aspiration Cytology of the Thyroid. Atlas and Manual). 2.überarb. u. erw. Aufl., 1995.

Dunde, Siegried Rudolf (Hrsg.): Wörterbuch der Religionspsychologie, 1993.

Duus, Peter: Neurologisch-topische Diagnostik, 6., überarb.Aufl.,1995.

Duve, Christian de: Die Zelle Bd.I, 1986 und: Die Zelle Bd.II, 1986.

Eberle, Paul/Reuer, Egon: Kompendium und Wörterbuch der Humangenetik, 1984.

Eccles, John C./Robinson, Daniel N.: Das Wunder des Menschseins - Gehirn und Geist, 1985.

Eccles, John C.: Das Gehirn des Menschen, 6.durchges. Neuaufl., 1990.

Eccles, John C.: Die Evolution des Gehirns - die Erschaffung des Selbst, 1989.

Eccles, John C.: Die Psyche des Menschen. Das Gehirn-Geist-Problem in neurologischer Sicht, 1990.

Eccles, John C.: Gehirn und Seele. Erkenntnisse der Neuropsychologie, 3.Aufl., 1987.

Eder, Max/Gedigk, Peter (Hrsg.): Allgemeine Pathologie und Pathologische Anatomie. 33., neu bearb. Aufl., Berlin, Heidelberg, 1990.

Eigen, Manfred (Vorwort): Lexikon der Biochemie und Molekularbiologie. Band 1 (A-Fle), 1995; Band 2 (Fle-NTP), 1995; Band 3 (Nuc-Z), 1995; Ergänzungsband (1993 A-Z), 1995; Ergänzungsband (1995 A-Z); 1995.

Eisenbrand, Gerhard/Schreier, Peter (Hrsg.): Lebensmittelchemie (aus der Reihe Römpp Lexikon, herausgegeben von Falbe, Jürgen/Regnitz, Manfred) 9.erw. u. neub.Aufl., 1995.

Elsner, Norbert/Roth, Gerhard: Brain-Perception-Cognition. Gehirn-Wahrnehmung-Kognition. Beiträge zur 18.Göttinger Neurobiologentagung. 1990.

Esken, Frank/Heckmann, Dieter (Hrsg.): Bewußtsein und Repräsentation. 2., durchgesehene Aufl., 1999.

Esser, Günther/Schmidt, Martin: Minimale Cerebrale Dysfunktion - Leerformel oder Syndrom? Aus der Reihe: Klinische Psychologie + Pathologie; Bd.43, 1987.

Evered, D.C./Hall, R.: Endokrinologie. Bilder, Fragen, Antworten. 1993.

Faber, Hans von/Haid, Herbert: Endokrinologie. Einführung in die Molekularbiologie und Physiologie der Hormone. 4., neubearb. Aufl. 1995.

Fedor-Freybergh Peter G. (Hrsg.): Pränatale und perinatale Psychologie und Medizin. Begegnung mit dem Ungeborenen, 1987.

Felix, Wolfgang (Hrsg.): O-(beta-Hydroxyethyl)-rutoside. Berlin, Heidelberg, 1987.

Ferlinz, Rudolf (Hrsg.): Internistische Differentialdiagnostik, 2., überarb. und erw. Aufl., 1990.

Forth, Wolfgang u.a.(Hrsg.): Allgemeine und spezielle Phamakologie und Toxikologie. Für Studenten der Medizin, Veterinärmedizin, Pharmazie, Chemie und Biologie sowie für Ärzte, Tierärzte und Apotheker. 8., völlig überarb. Aufl., 2001.

Freyberg, Harald, J./Dilling, Horst (Hrsg.) unter Mitarbeit von Kleinschmidt, Silke/Siebel, Ute: Fallbuch Psychiatrie. Kasuistik zum Kapitel V (F) der ICD-10, 1993.

Gadamer, Hans-Georg/Vogler, Paul (Hrsg.): Neue Anthropologie Band 1 und 2: Biologische Anthropologie. Erster und Zweiter Teil, 1972. - Band 3: Sozialanthropologie, 1972. - Band 4: Kulturanthropologie, 1973. - Band 5: Psychologische Anthropologie, 1973.

Gaebel, Wolfgang/Laux, Gerd (Hrsg.): Biologische Psychiatrie. Synopsis 1990/91, 1992.

Gahr, Manfred (Hrsg.): Pädiatrie. 1994

Ganten, Detlev u.a. (Hrsg.): Gene, Neurone, Qubits & Co. Unsere Welten der Information. 1999.

Gardner, Howard: Art, Mind, Brain. A Cognitive Approach To Creativity. 1982.

Gassen, Hans Günther/Martin, Andrea/Bertram, Sabine: Gentechnik, 1985.

Genz, Henning: Symmetrie - Bauplan der Natur, 2.durchges. Neuaufl., 1992.

Gerber, Peter/Wicki, Otto: Stadien und Einteilungen in der Medizin, 1990.

Gernand, Karlheinz/Skoblo, Roman M.: Symptom - Labor - Diagnose. Empfehlungen zur rationellen Laboriumsdiagnostik,1993.

Glaser, Roland: Biophysik, 3.Aufl., 1986.

Goodman Gilman, Alfred/Rall, Theodore W./Nies, Alan S./Taylor, Palmer (editors): Goodman and Gilman´s The Pharmacological Basis of Therapeutics. Volume 1 and Volume 2, 8.ed., 1992.

Grafe, Alfred: Viren. Parasiten unseres Lebensraumes, Taschenbuch der Allgemeinen Virologie, in Heidelberger Taschenbücher, Bd.192, 1977.

Gräfe, Udo: Biochemie der Antibiotika. Struktur - Biosynthese - Wirkmechanismus, 1992.

Greenspan, Stanley I. und Benderly, Beryl Lieff: The Growth of the Mind And the Endangered Origins of Intelligence, 1996.

Greiling, Helmut/Gressner, Axel: Lehrbuch der klinischen Chemie und Pathobiochemie, 3.neubearb. Aufl., 1995.

Greten, Heiner (Hrsg.): Innere Medizin. Verstehen - Lernen - Anwenden. 10., überar. u. neu gest. Aufl., 2001.

Gross, Rudolf/Schölmerich, Paul/Gerok, Wolfgang: Die Innere Medizin. 8.,völlig neu bearb. Aufl., 1994.

Gruen, Arno: Der frühe Abschied. Eine Deutung des Plötzlichen Kindstodes, 1988.

Guttmann, Giselher: Lehrbuch der Neuropsychologie, 3.Aufl., 1982.

Habermann, Ernst/Löffler, Helmut: Spezielle Pharmakologie und Arzneitherapie, in Heidelberger Taschenbücher, Basistext Medizin Bd. 166, vierte, verb. und erw. Aufl., 1983.

Hadorn, Walter: Lehrbuch der Therapie. 7., vollst. neub. Aufl., 1983.

Hagers Handbuch der Pharmazeutischen Praxis. Berlin Heidelberg. 4.Ausgabe. Band I, Band II; Band III, 1969. Band IV A, 1973. Band IV C, 1973. Band V, 1976. Band VIa, 1977.

Hahn, Peter (Hrsg.): Psychosomatik. Band 1 und 2, 1983.

Hahn, Peter (Hrsg.): Psychosomatische Medizin, 1985.

Hänsch, Gertrud M.: Einführung in die Immunbiologie. 1986.

Harborne, J.B./Turner, B.L.: Plant Chemosystematics. London Orlando, 1984.

Hark, Helmut (Hrsg.): Lexikon Jungscher Grundbegriffe. Mit Originaltexten von C.G.Jung, 2.Aufl., 1990.

Hartmann, Alexander/Zierz, Stephan (Hrsg.): Corticosteroide bei neurologischen Erkrankungen, 1991.

Haupts, Michael/Durwen, Herbert F./Gehlen, Walter/Markowitsch, Hans J. (Hrsg.): Neurologie und Gedächtnis, 1994.

Hauss, Kurt (Hrsg.): Medizinische Psychologie im Grundriß, 1976.

Heine, Hartmut: Lehrbuch der biologischen Medizin. Grundlagen und Systematik. 1991.

Heinrich, Kurt/Klieser, Eckhard: Psychopharmaka in Klinik und Praxis. 3.neub. u. erw. Aufl., 1995.

Heintz, Robert/Althof, Sabine: Das Harnsediment. Atlas- und Untersuchungstechnik - Beurteilung, 5., überarb.Aufl., 1993.

Heister, Rolf: Lexikon medizinisch-wissenschaftlicher Abkürzungen. 3.Aufl. 1993.

Hennemann, Heinz Harald/Hastka, Jan: Hämatologie und onkologische Zytologie. CompactAtlas. 1994.

Hentschel, Uwe/Wigand, Andrea (Hrsg.): Persönlichkeitsmerkmale und Familienstruktur, 1984.

Heß, Dieter: Pflanzenphysiologie. 9. durchges. Aufl. Stuttgart, 1991.

Hexal Lexikon: Kardiologie. Angiologie. 1993.

Heyder, N.: Einführung in die Ultraschall-Anatomie, 1990.

Heyll, Uwe: Gesundheitsschäden und Kostenexplosion als Folgen ärztlicher Übertherapie, 1993.

Hinrichsen, Klaus V. (Hrsg.): Humanembryologie. Lehrbuch und Atlas der Entwicklung des Menschen, 1990.

Hobom, Gerd: Biochemie, 1980.

Hobson, J. Allan: Schlaf. Gehirnaktivität im Ruhezustand, 1990.

Holler, Johannes: Das neue Gehirn. Ganzheitliche Gehirnforschung und Medizin. Modelle, Theorien, praktische Anwendungen, 2.Aufl., 1991.

Höllerhage, Hans-Georg: Die Permeabilität der Blut-Hirn-Schranke unter entzündlichen Bedingungen. Untersuchungen mit dem Komplementpeptid C3adesArg als Mediator in einem experimentellen Meningistismodell, 1989.

Hope, R.Anthony u.a.: Oxford Handbuch der klinischen Medizin, 3.überarb. Aufl., 1992.

Hopff, Wolfgang H.: Homöopathie. Kritisch betrachtet, 1991.

Hoppe, Heinz August: Drogenkunde. Band 1, Angiospermen. 8.Aufl., Berlin 1975.

Hornbostel, H./Kaufmann, W./Siegenthaler, W. (Hrsg): Innere Medizin in Praxis und Klinik. Bd.I: Herz, Gefäße, Atmungsorgane, Endokrines System. 4. überarb. Aufl. 1992.

Hornbostel, H./Kaufmann, W./Siegenthaler, W. (Hrsg): Innere Medizin in Praxis und Klinik. Bd.II: Niere, Wasser-, Elektrolyt- und Säure-Basen-Haushalt, Nervensystem, Muskeln, Knochen, Gelenke. 4. überarb. Aufl., 1992.

Hornbostel, H./Kaufmann, W./Siegenthaler, W. (Hrsg): Innere Medizin in Praxis und Klinik. Bd.III: Blut und blutbildende Organe, Immunologie, Infektion, Physikalische Einwirkungen. 4.überarb. Aufl., 1991.

Hornbostel, H./Kaufmann, W./Siegenthaler, W. (Hrsg): Innere Medizin in Praxis und Klinik. Bd.IV: Verdauungstrakt, Ernährungsstörungen, Stoffwechsel, Vergiftungen. 4.überarb. Aufl. 1992.

Jäckele, Renate (Bearbeiterin): Hexal-Lexikon Orthopädie, Rheumatologie, 1992.

Jackson, H.: Croonian lectures, 1884-1887. In: Selected Writings, 1932.

Jenss, Harro (Hrsg.): Morbus Crohn. Neue Therapieansätze, Behandlung von Komplikationen. Tübinger Symposium, 25.-26.November 1988. 1990.

Jingfeng, Cai (English Translator and Annotator): Tibetan Medical Thangka of the For Medical Tantras. Translator and compiler of the original edition: Byams-pa 'Phrin-las und Wang Lei. Foreword 1987.

Juchems, Rudolf: Herz- und Kreislaufkrankheiten, 1981.

Junqueira, L.C./Carneiro, J.: Histologie, 1986 und 3.Aufl., 1991.

Junqueira, Luiz C./ Carneiro, J.: Lehrbuch der Cytologie, Histologie und mikroskopischen Anatomie des Menschen. 2., korr. Aufl., Berlin, Heidelberg, 1986.

Kahle, Werner: Taschenatlas der Anatomie; Bd.3: Nervensystem und Sinnesorgane, 6.Aufl., 1991.

Kaschka, Wolfgang P./Aschauer, Harald N. (Hrsg.): Psychoimmunologie.1990.

Katz, Richard/Kaminski, Patrizia: Blütenessenzen. Repertorium ihrer Wirkungsweisen, 3.Aufl., 1991.

Kaufmann, W./Löhr, G.-W. (Hrsg.): Pathophysiologie. Ein kurzgefaßtes Lehrbuch, 4., überar. und erw. Aufl., 1992.

Kayser, Fritz H./ Bienz, Kurt A./ Eckert, Johannes/ Lindenmann, Jean: Medizinische Mikrobiologie, 8.Aufl., 1993.

Keller, Robert: Immunologie und Immunpathologie. Eine Einführung, 4., neub. und erw. Aufl., 1994.

Kern, Günther: Gynäkologie, 4.Aufl., 1985.

Keßler, Siegfried: Labordiagnostik, 1992,

Kiener, Franz: Das Wort als Waffe. Zur Psychologie der verbalen Aggression, 1983.

Kiesel, Ludwig/Rabe, Thomas/Runnebaum, Benno: Aktuelle Hormontherapie in der Gynäkologie. 1993.

Klepzig, Harald/Klepzig, Helmut: Herzkrankheiten. Grundbegriffe, Diagnostik, Therapie, Begutachtung, Übersichtentabellen, 6., völlig neubearb. Aufl., 1992.

Klietmann, Wolfgang (Hrsg.): Labormanual. 2.,überarb.u.erw.Aufl. 1992

Klinge, Rainer/Klinge, Sybille: Praxis der EKG-Auswertung, 2.Aufl., 1983.

Klivington, Kenneth A.: Gehirn und Geist, 1992.

Kobayashi, Takayoshi: Primary Processes in Photobiology. Berlin Heidelberg, 1987.

Kolb, Bryan/Whishaw, Ian Q.: Neuropsychologie, 1993.

Kölsch, Stefan: Brain and Music. A contribution to the investigation of central auditory processing with a new electrophysiological approach. MPI SERIES in Cognitive Neuroscience 11, 2000.

König, Wolfgang: Peptide and Protein Hormones. Structure, Regulation, Activity. A Reference Manual. 1993.

Koolman, Jan/Röhm, Klaus-Heinrich: Taschenatlas der Biochemie, 2.überab. u. erw. Aufl., 1998.

Koslowski, Leo (Hrsg.): Maximen in der Medizin. 1992.

Krstic', Radivoj V.: Human Microscopic Anatomy. 1991.

Kuhlmann, Dieter/Straub, Heidrun: Einführung in die Endokrinologie, 1986.

Kühnel, Wolfgang: Taschenatlas der Zytologie, Histologie und mikroskopischen Anatomie, 8.überarb. Aufl., 1992.

Kunze, Klaus (Hrsg.): Lehrbuch der Neurologie, 1992

Kutter, Dolphe: Labormedizin für die Krankenschwester und die Arzthelferin. Probennahme, Untersuchung, Auswertung, 1993.

Lang, Florian: Pathophysiologie - Pathobiochemie. 4. durchgesehene Aufl., 1990.

Langman, Jan: Medizinische Embryologie, 8.Aufl., 1989.

Langs, Robert: Die Psychotherapeutische Verschwörung, 1987. \f a Photosynthese. Stuttgart, 1990.

Lehninger, Albert L.: Prinzipien der Biochemie, 1987.

Lenzen, Dieter: Krankheit als Erfindung. Medizinische Eingriffe in die Kultur, 1991.

Leonhardt, Helmut: Histologie, Zytologie und Mikroanatomie des Menschen, 8.Aufl., 1990.

Leonhardt, Helmut: Taschenatlas der Anatomie; Bd.2: Innere Organe, 6.Aufl., 1991.

Lewis, Walter H.: Medical Botany. Plants effecting Men's Health. New York, London, 1977.

Liebmann, Michael: Basiswissen Neuroanatomie. Leicht verständlich, Knapp, Klinikbezogen, 1993.

Lienert, Rupert: Grundlagen der Chemie. 2.Aufl., München, 1975.

Liesenfeld, Rudolf: Psychosomatische Krankheitsbilder in der Praxis, 1987.

Linde, Otfried K.: Pharmakopsychiatrie im Wandelder Zeit, 1988

Linß, Werner/Halbhuber, K.-J.: Histologie und mikroskopische Anatomie. 17. neu bearb. Aufl., 1991.

Lippert, Herbert: Einführung in die Pharmakopsychologie, 1972.

Loew, Dieter/Heimsoth, Volker/Horstmann, Harald/Kuntz, Erwin/Schilcher, Heinz/Marshall, Markward: Diuretika. Chemie, Pharmakologie und Therapie einschließlich Phytotherapie, 3., neub. und erw. Aufl., 1992.

Löffler, Georg/Petrides, Petro E.: Biochemie und Pathobiochemie. 6., korrigierte Aufl., 1998.

Löffler, Georg: Basiswissen Biochemie mit Pathobiochemie. 4., korrigierte Aufl., 2001.

Lüllmann, Heinz/Mohr, Klaus/Ziegler, Albrecht: Taschenatlas der Pharmakologie. 3.überarb. u. erw. Aufl., 1996.

Madaus, Gerhard: Lehrbuch der biologischen Heilmittel Abteilung I, Heilpflanzen, Bd.I, Bd.II, Bd.III mit Register (2.Nachdruck der Ausg. 1938), 1979.

Matthies, H.: Die Bedeutung von Orotsäure. Magdeburger Kolloquium über Orotsäure und Magnesium, März 1990, 1991.

Meermann, Rolf/Vandereycken, Walter: Therapie der Magersucht und Bulimia nervosa, 1987.

Mertz, Dieter Paul: Hyperurikämie und Gicht. Grundlagen, Klinik und Therapie. 6., überarb. u. erw. Aufl., 1993.

Miketta, Gaby: Netzwerk Mensch. Psychoneuroimmunologie: Den Verbindungen von Körper und Seele auf der Spur. 2., durchges. Aufl., 1992.

Mitchell, Jeffrey T./Everly, George S.: Streßbearbeitung nach belastenden Ereignissen. Ein Handbuch zur Prävention psychischer Traumatisierung in Feuerwehr, Rettungsdienst und Polizei, 1998.

Moore, Keith L.: Embryologie: Lehrbuch und Atlas der Entwicklungsgeschichte des Menschen, 3. Aufl., 1990.

Mumenthaler, Marco/Regli, Franco: Der Kopfschmerz. Ein Leitfaden der Diagnostik und Therapie für die Praxis. 1990.

Mutschler, Ernst u.a.: Arzneimittelwirkungen. Lehrbuch der Pharmakologie und Toxikologie. Mit einführenden Kapiteln in die Anatomie, Physiologie und Pathophysiologie. 8., völlig neub. u. erw. Aufl., 2001.

Nauta, Walle J.H./Feirtag, Michael: Neuroanatomie. Eine Einführung. 1990.

Neitzel, Volkmar: Labordaten-Verarbeitung mit Labor-Informations- und -Management-Systemen (LIMS) <in: Datenverarbeitung in den Naturwissenschaften, hrsg.v. Claus Bliefert und Josef Kwiatkowski>. 1992.

Netter, Frank H.: Atlas of Human Anatomy, 1991.

Netter, Frank H.: Farbatlanten der Medizin, Bd. 1: Herz, 3. überarb. und erw. Aufl.,1990.

Netter, Frank H.: Farbatlanten der Medizin, Bd. 2: Nieren und Harnwege. 2.unveränd. Aufl., 1983.

Netter, Frank H.: Farbatlanten der Medizin, Bd.3: Genitalorgane. 2.überarb. Aufl.,1987.

Netter, Frank H.: Farbatlanten der Medizin, Bd.4: Atmungsorgane. 1982.

Netter, Frank H.: Farbatlanten der Medizin, Bd.5: Nervensystem I, 1987.

Netter, Frank H.: Farbatlanten der Medizin, Bd.7: Bewegungsapparat I, 1992.

Netter, Frank H.: Farbatlanten der Medizin, Bd.8: Bewegungsapparat II, 1995.

Netter, Frank H.: Farbatlanten der Medizin; Bd. 6: Nervensystem II, 1989.

Netter, Frank H.: Farbatlanten der Medizin Bd. 9: Bewegungsapparat III. Verletzungen der Knochen, Muskeln und Bänder/ Diagnostik und Therapie, 1997.

Nieuwenhuys, Rudolf/Voogd, Jan/ Huijzem, van Christiaan: Das Zentralnervensystem des Menschen. Ein Atlas mit Begleittext. 2.vollständ. überarb. Aufl., 1991.

Nieuwenhuys, Rudolf: Chemoarchitecture of the Brain. 1985.

Oberdisse, Eckard: Allgemeine und spezielle Pharmakologie und Toxikologie. Teil 2, Pharmaka mit Wirkung auf das Nervensystem, Herz, Kreislauf und Blut, Niere, Säure-Basenhaushalt und Elektrolyte, Respirations- und Verdauungstrakt, in Heidelberger Taschenbücher, Basistext Pharmazie, Bd.243, 1986.

Oelze, Fritz/Brinkmann, Helmut/Wiesenauer, Markus: Naturheilverfahren bei Herz-Kreislauferkrankungen. Differentialtherapeutische Entscheidungen zwischen naturgemäßer und konventioneller Behandlung. 1994.

Oettinger, Barbara/Oettinger, Thomas: Anatomie. Das Kurzlehrbuch zum Präparierkurs und zur Vorbereitung auf die ärztliche Prüfung. 9.Aufl.1992.

Perkin, G. David (et al.): Farbatlas der klinischen Neurologie, 1989.

Pickuth, Dirk: Neuroanatomie. 2.aufl. 1992.

Piper, Wolfgang: Innere Medizin, 1974.

Platzer, Werner: Taschenatlas der Anatomie, Bd.1: Bewegungsapparat, 6.Aufl., 1991.

Poeck, Klaus: Klinische Neuropsychologie, 2.Aufl., 1989.

Poeck, Klaus: Neurologie, 8.Aufl., 1992.

Pongratz, Dieter E. (Hrsg.): Klinische Neurologie, in: Innere Medizin der Gegenwart, herausgegeben von Gerok, W./Hartmann, F./Schuster, H.-P., 1992.

Pralle, Hans Bernd: Checkliste Hämatologie, 2.überarb. Aufl., 1991.

Prescott, David M./Flexer, Abraham S.: Krebs. Fehlsteuerung von Zellen. Ursachen und Konsequenzen.1990.

Ram, Bhanu P./Harris, Mary C./Tyle, Praveen (Hrsg.): Immunology: Clinical, Fundamental, and Therapeutic Aspects (in: Immunology, Biochemestry, and Biotechnology 1). 1990.

Rauber, August/Kopsch Friedrich: Anatomie des Menschen, Bd.I: Bewegungsapparat. 1987.

Rauber, August/Kopsch Friedrich: Anatomie des Menschen, Bd.IV: Topographie der Organsysteme, Systematik der peripheren Leitungsbahnen. 1988.

Rauber, August/Kopsch, Friedrich: Anatomie des Menschen, Band II: Innere Organe, 1987.

Rauber, August/Kopsch, Friedrich: Anatomie des Menschen, Band III: Nervensystem, Sinnesorgane, 7.Aufl., 1987.

Rebell, Walter: Psychologisches Grundwissen für Theologen, 1988.

Reich, Wilhelm: Der Einbruch der sexuellen Zwangsmoral. Zur Geschichte der sexuellen Ökonomie, 1978.

Reinwein, Dankwart/Benker, Georg: Klinische Endokrinologie und Diabetologie. 2.,völlig neu bearb. Aufl., 1992.

Richter, Horst-Eberhard/Wirsching, Michael (Hrsg.): Neues Denken in der Psychosomatik, 1991.

Riecker, Gerhard: Ärztliche Entscheidungen in der Inneren Medizin. Grundlagen, Testfragen, Kasuistiken; Bd.I u. Bd.II 1996.

Riedel, Erwin/Grimmich, Willm: Atombau - Cemische Bindung - Chemische Reaktion. Grundlagen in Aufgaben und Lösungen. 2., verb.Aufl. 1992.

Rimpler, Horst: Pharmazeutische Biologie I. Grundlagen, Stellung der Arzneipflanzen im System, 4. durchges. Aufl., 1992.

Rimpler, Horst: Pharmazeutische Biologie. II Biogene Arzneistoffe, 1990.

Rohen, Johannes W./ Lütjen-Drecoll, Elke: Funktionelle Histologie. 2., erw. u. neu bearb. Aufl., Stuttgart, 1990.

Roitt, Ivan M./Brostoff, Jonathan/Male, David K.: Kurzes Lehrbuch der Immunologie, 2.Aufl., 1991.

Rorasius, Winfried: Victor von Weizäckers Pathosophie, 1991.

Rorvik, David M.: Nach seinem Ebenbild. Der Genetik- Mensch: Fortpflanzung durch Zellkern-Transplantation, 1981.

Rossmanith,Winfried G./Scherbaum, Werner A.: (Hrsg.): Neuroendocrinology of Sex Steroids. Basic Knowledge and Clinical Implications (in: New Developments in Biosciences 6). 1992.

Ruf-Bächtiger, Lislott: Das frühkindliche psycho-organische Syndrom. Minimale zerebrale Dysfunktion. Diagnostik und Therapie, 1987.

Runnebaum, Benno/Rabe, Thomas: Gynäkologische Endokrinologie und Fortpflanzungsmedizin. Bd.1 Gynäkologische Endokrinologie. 1994.

Runnebaum, Benno/Rabe, Thomas: Gynäkologische Endokrinologie und Fortpflanzungsmedizin. Bd. 2 Fortpflanzungsmedizin. 1994.

Schäffler, Arne/Renz, Ulrich (Hrsg.): Reihe: Praxisleitfaden.

Schäffler, Arne/Braun, Jörg/Renz, Ulrich: Klinikleitfaden. Schwerpunkt Innere Medizin, 4.erw. Aufl., 1992.

Schauf, Charles L./Moffett, David F./Moffett, Stacia B.: Medizinische Physiologie. Nach der amerikanischen Originalausgabe hrsg. v. E.Schubert. Bearb.u.übers. von G.Asmussen, P. Bartsch, R. Hanitzsch, R.Haschke, W.Haschke, G.Kaczmarczyk, B.Nilius, H.Opitz, C.Pfeiffer, H.W.Reinhardt, E.Schubert, S.Waurick). 1993.

Schedlowski, Manfred: Streß, Hormone und zelluläre Immunfunktionen. Ein Beitrag zur Psychoneuroimmunologie, 1994.

Schedlowski, Manfred/Tewes, Uwe (Hrsg.): Psychoneuroimmunologie, 1996.

Scheider, Marie Luise/Schneider, Volker: Gynäkologische Zytologie. Atlas zur Differentialdiagnostik (Gynecologic Cytology. Differential Diagnostic Atlas). 3.Aufl., 1995.

Schenck, Eduard: Neurologische Untersuchungsmethoden, 4.überarb. u. erw. Aufl., 1992.

Schiebler, Theodor, Heinrich/Peiper, Ulrich/Schneider, Friedhelm: Histologie u. mikroskopische Anatomie des Menschen, 2.Aufl., 1986.

Schiffter, Roland: Neurologie des vegetativen Systems, 1985.

Schmidt, Robert F. (Hrsg.): Neuro- und Sinnesphysiologie. 1993.

Schmidt, Robert F./Thews, Gerhard/Lang, Florian: Physiologie des Menschen. 28., korr. u. akt. Aufl., 2000.
Schmidt, Robert F.: Physiologie Kompakt, 2.Aufl.,1995.
Schmidt-Matthiesen, Heinrich (Hrsg.): Gynäkologie und Geburtshilfe. Kurzlehrbuch für Studium und Praxis unter Berücksichtigung des Lernzielkatalogs. Unter Mitarbeit von D.v. Fournier, H.Hepp, H.A. Hirsch, H.-D. Taubert. 8., überarb. Aufl., 1992. 1.korr.Nachdruck 1994.
Schüßler, Gerhard: Psychosomatik/ Psychotherapie systematisch, 1.Aufl., 1995.
Schwartz, Andreas: Neurologie systematisch. 1.Aufl., 1996.
Schwarz, Reinhold: Die Krebspersönlichkeit. Mythos und klinische Realität. 1994.
Schwenkmezger, Peter/Schmidt Lothar, R. (Hrsg.): Lehrbuch der Gesundheitspsychologie.1994.
Selbach, Helmut: Pharmako-Psychiatrie, 1977.
Shepherd, Gordon M.: Neurobiologie, 2.Aufl., 1993.
Siegenthaler, W./Kaufmann, W./Hornbostel, H./Waller, H.D. (Hrsg.): Lehrbuch der inneren Medizin. 2.neub. u. erw. Aufl.,1992.
Siegenthaler, Walter: Differentialdiagnose innerer Krankheiten, 16.Aufl., 1988 und: Klinische Pathophysiologie, 6.Aufl., 1987.
Siegrist, Johannes: Chronischer Streß und koronares Risiko. Wissenschaftliche Erkenntnisse und praktische Konsequenzen. Eine Infromationsbroschüre für den Arzt. 1987.
Singer, Maxine/Berg, Paul: Gene und Genome, 1992.
Smythies, John R.: Biologische Psychiatrie. Entwicklung - Fortschritte - Ausblicke, 1968.
Snyder, Solomon H.: Chemie der Psyche, 1989.
Sobotta, Johannes (hersg. von Putz, R./Pabst, R.): Atlas der Anatomie des Menschen. Bd.1 Kopf, Hals, obere Extremitäten. 20.neub. Aufl., 1993.
Sobotta, Johannes (hersg. von Putz, R./Pabst, R.): Atlas der Anatomie des Menschen. Bd.2 Rumpf, Eingeweide, untere Extremitäten. 20.neub. Aufl., 1993.
Sobotta, Johannes/Becher, H.: Atlas der Anatomie des Menschen Bd.3, 17.Aufl., 1973.
Sobotta, Johannes/Hammersen, Frithjof (Neub. von Welsch, Ulrich): Histologie. Farbatlas der Mikroskopischen Anatomie. 4.neub. Aufl., 1994.
Sonneborn, Iris: Zoologie, 3.Aufl. 1992.
Speckmann, Erwin-Josef: Einführung in die Neurophysiologie, 1981.
Springer, Sally P./Deutsch, Georg: Linkes Rechtes Gehirn. Funktionelle Asymmetrien, 1987.
Staines, Norman/Brostoff, Jonathan/James, Keith: Immunologisches Grundwissen. Übers.u. bearb.v. M.W.Hess. 2.,bearb.u.erw.Aufl. 1994.
Stein, Jay H. (ed.): Internal Medicine.4.Aufl. 1994.
Stobbe, Horst/Baumann, Gert (Hrsg.): Innere Medizin. Grundlagen der Klinik innerer Krankheiten. 7. überarb. u. erw. Aufl.; 1996.
Stryer, Lubert: Biochemie. 1.korr. Nachdruck 1999 der 4.Aufl., 1996, 1999.
Tausk, Marius/Thijssen, J.H.H./Wimersma Greidanus, Tjeerd B. van: Pharmakologie der Hormone, 4.Aufl., 1986.
Tchobroutsky, Catherine/Henrion, Roger/Dumez, Yves/Dommergues, Marc: Décisions obstétricales. 2e édition; 1996.
Teuscher, Eberhard: Pharmazeutische Biologie. 4.bearb. u. erw. Aufl., Braunschweig Wiesbaden, 1990.
Teveni, Manfred/Häder, Donat-Peter: Allgemeine Photobiologie. Stuttgart, 1985.
Thews, Gerhard/Mutschler, Ernst/Vaupel, Peter: Anatomie Physiologie Pathophysiologie des Menschen. 5., völlig neub. u. erw. Aufl., 1999.
Thoden, Uwe: Neurogene Schmerzsyndrome. Differentialdiagnose und Therapie, 1987.
Thomas, C., Hrsg.: Grundlagen der klinischen Medizin. Bd.4 Nervensystem von H.-D.Mennel, G.Gebert und H.Bewermeyer unter Mitwirkung von H.Solcher und R.Heene. 1990,1992. Bd.5 Endokrines System von G.Gebert und C.Thomas unter Mitwirkung von A.Bittinger, K.Joseph,

H.-D.Mennel, K.Neumann, J.Rüschoff u. W.-B.Schwerk. 1992. Bd.9 Blut und Lymphsystem von S.Falk, G.Gebert, P.S.Mitrou, H.J. Stutte u. C.Thomas unter Mitwirkung von Ulrike Garske, Ute Köbrich, K.Neumann u. W.B.Schwerk. 1994.

Thompson, Richard F.: Das Gehirn. Von der Nervenzelle zur Verhaltenssteuerung. 2.Aufl., 1994.

Tindall, Victor R.: Geburtshilfe und Gynäkologie. Bilder, Fragen, Antworten. 1988.

Uexküll, Thure von/Wesiack, Wolfgang: Theorie der Humanmedizin. Grundlagen ärztlichen Denkens und Handelns. 2.durchges. Aufl., 1991.

Uexküll, Thure von: Integrierte Psychosomatische Medizin in Praxis und Klinik. Hrsg.: Rolf Adler, Wulf Bertram, Antje Haag, Jörg Michael Herrmann, Karl Köhle, Thure von Uexküll. 3., durchges.u. erw. Aufl., 1994.

Uexküll, Thure von: Psychosomatische Medizin, 4.Aufl.,1990.

Vogel, Günter/Angermann, Hartmut: dtv-Atlas zur Biologie. Band 1. 5.Aufl., München 1990.

Vogel, Günter/Angermann, Hartmut: dtv-Atlas zur Biologie. Band 2. 5.Aufl., München 1990.

Vogel, Günter/Angermann, Hartmut: dtv-Atlas zur Biologie. Band 3. 4.Aufl., München 1990.

Vogel, Günter/Angermann, Hartmut: Bd.1: Zellen, Organe, Organismen, Ontogenie; Bd.2: Physiologie und Ökologie; Bd. 3: Genetik und Evolution, Systematik, in Taschenatlas der Biologie, 1990.

Vogl, Hans: Differentialdiagnose der medizinisch-klinischen Symptome Bd.1 A-K, 2.Aufl., 1981 und Bd. 2 L-Z, 2.Aufl., 1981.

Vogl, Hans: Differentialdiagnose der medizinisch-klinischen Symptome. Lexikon der klinischen Krankheitszeichen und Befunde. 3., überarb.Aufl. 1994.

Voland, Eckart: Grundriß der Soziobiologie. 1993.

Wagner, Hildebert: Pharmazeutische Biologie. Drogen und ihre Inhaltsstoffe. 4., neubearb. Aufl., Stuttgart, New York, 1988.

Wahrnehmung und visuelles System, Spektrum der Wissenschaft, 2.Aufl., 1987.

Wainwright, Cherry L./Parratt, James R.: Myocardial Preconditioning; 1996.

Waldeyer, Anton/Mayet, Anton: Anatomie des Menschen 2, 15.Aufl., 1986.

Watzl, Bernhard/Leitzmann, Claus: Bioaktive Substanzen in Lebensmitteln, 1995.

Weiß, R. F. /Fintelmann, V.: Lehrbuch der Phytotherapie. 8., vollst. erw. Aufl., 1997.

Weizsäcker, Victor von: Der Gestaltkreis. Theorie der Einheit von Wahrnehmen und Bewegen, 5., unver. Aufl., 1986.

Weizsäcker, Victor von: Gesammelte Schriften 1. Natur und Geist. Begegnungen und Entscheidungen, 1986.

Weizsäcker, Victor von: Gesammelte Schriften 2. Empirie und Philosophie Herzarbeit/Naturbegriff. 1998.

Weizsäcker, Victor von: Gesammelte Schriften 3. Wahrnehmen und Bewegen. Die Tätigkeit des Nervensystems, 1990.

Weizsäcker, Victor von: Gesammelte Schriften 4. Der Gestaltkreis. Theorie der Einheit von Wahrnehmen und Bewegen, 1997.

Weizsäcker, Victor von: Gesammelte Schriften 5. Der Arzt und der Kranke. Stücke einer medizinischen Anthropologie, 1987.

Weizsäcker, Victor von: Gesammelte Schriften 6. Körpergeschehen und Neurose. Psychosomatische Medizin, 1986.

Weizsäcker, Victor von: Gesammelte Schriften 7. Allgemeine Medizin: Grundfragen medizinischer Anthropologie, 1987.

Weizsäcker, Victor von: Gesammelte Schriften 8. Soziale Krankheit und soziale Gesundung. Soziale Medizin, 1986.

Weizsäcker, Victor von: Gesammelte Schriften 9. Fälle und Probleme. Klinische Vorstellungen, 1988.

Wenderlein, Matthias: Psychosomatik in der Gynäkologie und Geburtshilfe, 1981.

Werner, Herbert/Heizmann, Wolfgang R./Döller, Peter C.: Medizinische Mikrobiologie. 1991.
Wirths, Willi: Lebensmittel in ernährungsphysiologischer Bedeutung. 3., überarb.Aufl., 1985.
Wolf, Alfred S./Esser Mittag, Judith (Hrsg.): Kinder und Jugendgynäkologie. Atlas und Leitfaden für die Praxis, 1996.
Zander, Joef/Holzmann, Kurt/Kuss, Erich: Frauenheilkunde - Literatur - Wissenschaft. Versuch einer Standortbestimmung.1994.
Zatouroff, Michael: Allgemeinmedizin. Bilder, Fragen, Antworten. 1989.
Zetkin, Maxim/Schaldach, Herbert: Wörterbuch der Medizin. 15., vollst. überarb. Aufl., bearb. v. Heinz David u.a. 1992.
Zimprich, Hans: Kinderpsychosomatik, 1984.
Zollinger, Hans Ulrich: Pathologische Anatomie Bd.I, 5.Aufl., 1981 und: Pathologische Anatomie Bd. II, 5.Aufl., 1981.
Zumkley, Heinz/Kisters, Klaus: Spurenelemente. Geschichte Grundlagen Physiologie Klinik. 1990.

Weitere Literatur

Hunnius' pharmazeutisches Wörterbuch, 7.völlig neub. und stark erw. Aufl., 1993.
ICD-10, (Hrgs.: DIMDI): Bd.I Systematisches Verzeichnis (Lose-Blatt-Sammlung), 10.Revision; Stand August 1994 - Bd.III Alphabetisches Verzeichnis, (Lose-Blatt-Sammlung), 10.Revision; Stand: Oktober 1995.
Internationale Gesellschaft für Thymusforschung e.V. (Hrsg.): 1. Kongreß in Bad Harzburg, vom 17. bis 19. September 1976, Zusammenfassung der Vorträge, 1976.
Roche Lexikon Medizin, 3.neubearb.Aufl., 1993.
Teedrogen und Phytopharmaka. Ein Handbuch für die Praxis auf wissenschaftlicher Grundlage. 3. Aufl., 1997.
Wörterbuch Naturheilkunde und alternative Heilverfahren mit Homöopathie, Psychotherapie und Ernährungsmedizin. 2., überarb. Aufl., 2000.

Stichwortverzeichnis

Personenverzeichnis

Ziffern der Syndrome aus Bd.V:

Ahnenkult-Syndrom 8.7.5.1. (ugspr. „Opa-Sy“)
Annektoria gloriosa A^0-Aktion auf A^1 8.7.3.7.2.
Annektoria nervosa 8.7.3.7.1.
Anorexia nervosa A^1 + A^3-Aktion 8.7.3.7.3.
AsüKl-Syndrom („Arme/r süße/r Kleine/r“) **8.7.5.2.**
Die konstruierte **AsüKl-Not** 8.7.5.2.1.
Big-Mac-Syndrom 8.7.6.1.
Boykott-Sabotage-Syndrom 8.7.3.6.
Bulimia A^1 + A^2-Aktion 8.7.3.7.4.
Corticogene Depression 8.7.5.6. (ugspr. „fotogene Depression“)
Couchose 8.7.1.5.
Deponie-Syndrom 8.7.3.3. (ugspr. „Spurenleger-Sy“)
Fütterungs-Syndrom 8.7.3.5.
Güterzug-Syndrom 8.7.2.2.
Hablieber-Syndrom A^1 8.7.3.7.
Heulbojen-Syndrom 8.7.5.4.
Hiatumanie 8.7.6.2.
Hiatuphilie 8.7.2.4.
Initiations-Syndrom 8.7.1.4. (ugspr. „Bombenleger-Sy“)
Inversions-Syndrom 8.7.1.1. (ugspr. „Sargdeckel-Sy“)
Ka-Ko-Syndrom (Katastrophen-kokettier) **8.7.4.2.**
Ka-Wä-Syndrom („Katastrophenwächter“) **8.7.7.1.**
Lehrmeister-Syndrom 8.7.5.3.
Monokel-Syndrom 8.7.1.3.
Nützlichkeits-Syndrom 8.7.5.5. (ugspr. „Nü<tzlicher>-Tro<ttel>-Sy“)
Parathymie 8.7.5.4.1.
Probanden-Syndrom 8.7.2.1. (ugspr. „Oma-Syndrom“)
Reptilien-Syndrom 8.7.1.2.
Schwerenot-Syndrom (ugspr. „Trü<be>-Ta<sse>-Sy“) **8.7.4.1.**
Semidynamie-Syndrom 8.7.3.1. (ugspr. „Hampel-Sy“)
social-freak-illness 8.7.5.3.1.
Spirations-Syndrom 8.7.3.2. (ugspr. „Schne<ller>-Brü<ter>-Sy“)
Sprungfeder-Syndrom 8.7.3.4.
Traumaphilie 8.7.2.3. (Beschluß: **A^0**, Aktivität: **A^2**)
Wasserfall-Syndrom 8.7.7.2.

Syndrome nach Ziffern geordnet nach Bd.V:

8.7.1.1. Inversions-Syndrom (ugspr. „Sargdeckel-Sy“)
8.7.1.2. Reptilien-Syndrom
8.7.1.3. Monokel-Syndrom
8.7.1.4. Initiations-Syndrom (ugspr. „Bombenleger-Sy“)
8.7.1.5. Couchose
8.7.2.1. Probanden-Syndrom (ugspr. „Oma-Syndrom“)
8.7.2.2. Güterzug-Syndrom
8.7.2.3. Traumaphilie (Beschluß: **A^0**, Aktivität: **A^2**)
8.7.2.4. Hiatuphilie

8.7.3.1. Semidynamie-Syndrom (ugspr. „Hampel-Sy")
8.7.3.2. Spirations-Syndrom (ugspr. „Schne<ller>-Brü<ter>-Sy")
8.7.3.3. Deponie-Syndrom (ugspr. „Spurenleger-Sy")
8.7.3.4. Sprungfeder-Syndrom
8.7.3.5. Fütterungs-Syndrom
8.7.3.6. Boykott-Sabotage-Syndrom
8.7.3.7. Hablieber-Syndrom A^1
8.7.3.7.1. Annektoria nervosa
8.7.3.7.2. Annektoria gloriosa A^0-Aktion auf A^1
8.7.3.7.3. Anorexia nervosa A^1 + A^3-Aktion
8.7.3.7.4. Bulimia A^1 + A^2-Aktion
8.7.4.1. Schwerenot-Syndrom (ugspr. „Trü<be>-Ta<sse>-Sy")
8.7.4.2. Ka-Ko-Syndrom (Katastrophen-kokettier)
8.7.5.1. Ahnenkult-Syndrom (ugspr. „Opa-Sy")
8.7.5.2. AsüKl-Syndrom („Arme/r süße/r Kleine/r")
8.7.5.3. Lehrmeister-Syndrom
8.7.5.3.1. social-freak-illness
8.7.5.4. Heulbojen-Syndrom
8.7.5.4.1. Parathymie
8.7.5.5. Nützlichkeits-Syndrom (ugspr. „Nü<tzlicher>-Tr<ottel>-Sy")
8.7.5.6. Corticogene Depression (ugspr. „fotogene Depression")
8.7.6.1. Big-Mac-Syndrom
8.7.6.2. Hiatumanie
8.7.7.1. Ka-Wä-Syndrom („Katastrophenwächter")
8.7.7.2. Wasserfall-Syndrom

Die LSB
A^5 8.4.2.14.
As 8.4.2.10.
Aw 8.4.2.6.
EH 8.4.2.8.
Ek 8.4.2.12.
Er 8.4.2.5.
Gü 8.4.2.13.
He 8.4.2.2.
Ka 8.4.2.1.
Kö 8.4.2.11.
Ku 8.4.2.4.
Mä 8.4.2.9.
Pr 8.4.2.7.
WO 8.4.2.3.

Die wichtigsten Exkurse:
A^4-VA: 8.4.2.12.1.
AsüKl-Not konstruierte: 8.7.5.2.1.
DN: 9.2.3.
Erkennungsreflex: S.16
GPS: 8.4.2.8.1.

Verlagsmitteilungen

Reihe

Siebel/Winkler (Hrsg.): Noosomatik

Zur Reihe Noosomatik (gesamt ISBN 3-89379-069-1*)
Bekannt ist die Meinung, daß die Seele (Psyche) auf den Körper (Soma) des Menschen einwirken könne, so daß psychosomatische Krankheiten entstehen könnten.
Noosomatik ist das Wort der Beschreibung des Sachverhaltes, daß das Unterbewußte des Geistes (Noo-) auf den Körper (Soma) kränkend einwirken kann.
Diese völlig andere Sicht auf den Entstehungszusammenhang von Krankheiten gibt auch dem Laien (endlich?!) die Möglichkeit, sich und seinen Körper zu verstehen.
Dazu benötigt jeder Mensch jedoch auch verständliche Informationen über die Zusammenhänge der Arbeitsweisen des Organismus. In allgemein verständlicher Form will diese Reihe dieses Informationsbedürfnis zufrieden stellen.

Bd.I **Theoretische Grundlegung**
Allgemeine Grundlagen
2.Auflage, geb., 609 S., DM 86,- (einzeln),
DM 79,- (Subskription)
ISBN 3-89379-082-9, Langwedel 1994.

Bd.II **Zytologie und Stoffwechsel**
ISBN 3-89379-071-3
Im 2.Band folgt in Weiterführung bisheriger zy-tologischer und physiologischer Kenntnisse die Darstellung der Zellbiologie und des „umgäng-lichen" Stoffwechsels.

Bd.III **Physiologische Anatomie**
ISBN 3-89379-072-1
Im 3.Band wird das Konkretwerden der sinntragenden Ordnung in unserem Körper im Hinblick auf lebendige „systematisch offene" Vorgänge entwickelt.

Bd.IV **Physiologische Anthropologie**
ISBN 3-89379-073-X
In Band 4 erfolgt die Darstellung der luxuriösen Zusatzausstattung „Geschlecht" beim Menschen, ihres Sinnzusammenhangs und die Einordnung der geschlechtsspezifischen Unterschiede.

---

* *Bei Gesamtabnahme (Subskription: ISBN 3-89379-069-1) werden die Bände II bis V, VI.2 und VII. voraussichtlich je DM 65,- kosten. Bei Einzelabnahme ca. DM 70,- bis DM 80,-*

Die Bände III und IV werden der Übersichtlichkeit wegen als ein Band erscheinen.

Bd.V **Noologie, Neurologie, Kardiologie**
2.Auflage, geb., 552 S., DM 89,- (einzeln),
DM 79,- (Subskription)
ISBN 3-89379-067-5, Wiesbaden 1996.

Bd.VI,1 **Die somatischen Formenkreise**
ISBN 3-89379-083-7 (2.Auflage in Vorbereitung)
In Band 6,1 wird die kränkende Wirkung der Effekte unterbewußter noogener Deutungssysteme an verschiedenen Organsystemen in einer Sytematik (den somatischen Funktionskreisen) aufgezeigt.

Bd.VI.2 **Kompendium der hämatologischen und serologischen Laborwerte**
ISBN3-89379-084-5, 2001

Bd. VI.3 **Ausgewählte Falldarstellungen**
ISBN 3-89379-078-0
Ein Angebot zur Diskussion und Forschung

Bd.VI.4 **Pharmakologisches Kompendium**
ISBN 3-89379-080-2

Bd.VI.5 **Praktische Naturheilkunde**
Aspekte der Phytopharmaka
ISBN 3-89379-081-0
Zur Förderung der Klarheit wird die Naturheilkunde von esoterischen und paramedizinischen erscheinungen deutlich unterschieden. Wichtige Unterstützungsmöglichkeiten der Heilungstenenz werden anhand der Wirkung von Pflanzenextrakten z.B. in Form von Tees beschrieben. Hinweise zur medizinischen Diagnostik sollen die Anwendungsmöglichketen aufzeigen.

Bd.VII **Anatomie philosophischer Theorien**
ISBN 3-89379-077-2
Dieser Band enthält eine vergleichende Darstellung der Strukturen der bekannten philosophischen (irreführend auch „psychologisch" genannten) Theorien unter besonderer Berücksichtigung ihrer medizinischen Bedeutung.

Glasers Sozialanthropologische Reihe

Bandfolge ab 1995

Denken mit Herz!

Band 1:

W.A.Siebel: **Gemeinschaft und Menschenrecht. Einführung in die anthropologische Soziologie**
ISBN 3-89379-124-8; Langwedel 1995
2.überarb. u. erw.Auflage, br., 338 S., DM 39,50

Band 2:

W.A.Siebel: **Umgang. Einführung in eine psychologische Erkenntnistheorie**
ISBN 3-89379-778-5; Langwedel 1995
4. überarb. u. erw. Auflage, br., 365 S., DM 39,50

Dieses Buch ist auch in englischer Sprache erschienen (die französische Übersetzung ist in Vorbereitung):

Human Interaction
Introduction to a New Psychological Theory of Cognition
3rd edition, kart., 295 S., DM 80,-, ISBN 3-39379-769-6, Langwedel 1994.

Band 3:

W.A.Siebel: **Schmach. Die Schuld eine Frau zu sein. Ein Lesebuch für Frauen und Männer**
ISBN 3-89379-126-4; Langwedel 1995
3. überarb. u. erw. Auflage, br., 368 S., DM 39,50

Band 4:

W.A.Siebel: **Würde und Mut. Texte zur Anthropologie der Sprache und des Rechts auf Gegenwart.**
(2. überarb. u. erw. Auflage in Vorbereitung) ISBN3-89379-127-2

Band 5:

O.Schulze-Wechsungen/W.A.Siebel: **„Ordnung und Weite". Einführung in das Recht auf sich selbst als Einführung in die Rechtswissenschaft.**
(*2. überarb. u. erw. Auflage in Vorbereitung*) ISBN 3-89379-133-7

Band 6:

W.A.Siebel/C.Wriedt: **„Hoffnung und Sinn". Einführung in die Religionswissenschaft als Darstellung des Rechts auf Intimität.**
ISBN-89379-132-9, Wiesbaden 2001
2. überarb. u. erw. Auflage, br, ca. 185 Seiten